内蒙古卫生职业院校课程改革规划教材

供中等卫生职业教育各专业使用

病理学基础学习指导

主　编　徐晓艳

副主编　纪　芳

编　者（按姓氏汉语拼音排序）

　　　　樊燕燕（鄂尔多斯市卫生学校）

　　　　官月珍（鄂尔多斯市鄂托克前旗民族职业中学）

　　　　纪　芳（呼和浩特市卫生学校）

　　　　马向东（扎鲁特旗职业教育中心）

　　　　王　茜（呼和浩特市卫生学校）

　　　　王志慧（鄂尔多斯市卫生学校）

　　　　徐晓艳（内蒙古医科大学）

　　　　张　静（包头医学院职业技术学院）

　　　　张静方（呼和浩特市卫生学校）

编写秘书　张静方

科学出版社

北　京

·版权所有　侵权必究·

举报电话：010-64030229；010-64034315；13501151303（打假办）

内 容 简 介

本书共分16章，每章由两大部分构成："提炼精华，突显考点"和"巩固练习，决胜考场"。以此帮助学生复习，加深理解，把握教材的重点、难点，检验学习效果。本书理论联系实际，具有较强的实用性、科学性和目的性，适合于医学院校学生学习使用，也可作为病理学教师、临床医护人员的考试辅导用书。

图书在版编目(CIP)数据

病理学基础学习指导/徐晓艳主编. —北京：科学出版社，2016.6
内蒙古卫生职业院校课程改革规划教材
ISBN 978-7-03-048126-9

Ⅰ.病… Ⅱ.徐… Ⅲ.病理学－中等职业教育－教学参考资料
Ⅳ. R36

中国版本图书馆CIP数据核字（2016）第089376号

责任编辑：丁海燕／责任校对：蒋　萍
责任印制：赵　博／封面设计：张佩战

版权所有，违者必究。未经本社许可，数字图书馆不得使用

科学出版社 出版
北京东黄城根北街16号
邮政编码：100717
http://www.sciencep.com
天津市新科印刷有限公司印刷
科学出版社发行　各地新华书店经销

*

2016年6月第 一 版　开本：787×1092　1/16
2024年1月第七次印刷　印张：8 3/4
字数：207 000
定价：30.00元
(如有印装质量问题，我社负责调换)

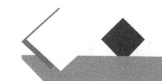

总 前 言

党的二十大报告指出:"人民健康是民族昌盛和国家强盛的重要标志。把保障人民健康放在优先发展的战略位置,完善人民健康促进政策。"贯彻落实党的二十大决策部署,积极推动健康事业发展,离不开人才队伍建设。党的二十大报告指出:"培养造就大批德才兼备的高素质人才,是国家和民族长远发展大计。"教材是教学内容的重要载体,是教学的重要依据、培养人才的重要保障。本次教材修订旨在贯彻党的二十大报告精神和党的教育方针,落实立德树人根本任务,坚持为党育人、为国育才。

为促进"适应需求、有效衔接、多元立交"的职业教育的体系建设,按照《中等职业学校护理专业教学标准(试行)》要求,内蒙古自治区教育厅开始新一轮的课程改革工作。

在教育厅相关处室的指导下,在科学出版社的严密组织下,由全区医学职业院校专家学者、各类中等职业学校护理专业骨干教师、临床一线护理人员组成编写队伍,通过多次调研,在充分了解医学院校需求的基础上,对原有教材进行调整和改进,力求实用、新颖,更加贴近中等职业教育护理专业教学需求。

一、编写原则

1. 按照专业教学标准安排课程结构　本套系列教材是为适应内蒙古自治区卫生职业院校学生就业、升学需求的教学目标编写的,严格按照专业教学标准的要求设计科目、安排课程。根据内蒙古自治区地方特点,在课程结构和教学时数上略作调整。全套系列教材分基础课、专业课、学习指导三类,共计36种。

2. 紧扣最新护考大纲调整内容　本套系列教材还参考了《护士执业资格考试大纲》的相关标准,围绕考试内容调整学习范围,突出考点与难点,方便学生在校日常学习与护考接轨,适应护理职业岗位需求。

3. 特色鲜明,贴近自治区教学实际

(1)解决了内蒙古自治区职业教育护理专业在培养目标、课程体系建设、教学内容、技能训练、质量评价等方面与学生就业岗位,特别是中职学生接受高一级职业教育过程中存在的脱节、断层或重复的问题,有利于形成衔接贯通、分工协作、优势互补的现代职业教育格局。

(2)综合参考多所院校教学实际,在教学安排、课程设置、实训指导等方面,顺应教学改革需要,满足学校需求。

(3)内容设计方面,以案例分析、链接、考点模块为特色,确保实用、够用。

(4)符合内蒙古自治区高等职业院校中等职业学校毕业生对口升学教学用书的要求。

二、教材种类

本套系列教材计划出版36种,详见封底。

本套系列教材的编写,邀请自治区二十余所中高职院校、十余家医院参与,参编人员涉及的学校多、部门广、学科种类繁,力求实现教材与教学接轨,满足内蒙古自治区教学的地方特色需求。

编者
2023年3月

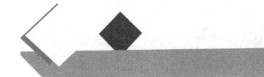

前　言

　　为了进一步贯彻教育部相关文件精神，适应护士执业资格考试大纲的要求，更好地为全国卫生类职业学校教学改革和发展服务，根据"内蒙古卫生职业院校教程改革规划教材"《病理学基础》的内容，编写了其配套教材《病理学基础学习指导》，以培养学生自学能力、掌握学习方法、提高学习兴趣和效果为目的，为学生提供帮助和指导。本配套教材既适用于医学生，也可供病理学教师、临床医护人员参加各类医学考试时参考。

　　本书紧扣"内蒙古卫生职业院校教程改革规划教材"《病理学基础》，共分16章，每章由两大部分构成：①提炼精华，突显考点：即本章内容精华及对口升学考点（紧扣内蒙古对口升学考点），部分采用表格、图形等概括文章的重点和精华，重点突出；②巩固练习，决胜考场：即练习题，包括名词解释、填空题、单项选择题、多项选择题、判断题及简答题。以此帮助学生复习，加深理解，把握教材的重点、难点，检验学习效果。

　　本书突出基本知识、基本理论、病理与护理、临床及其他相关医学专业的内在联系，信息量较大，有较强的实用性、科学性和针对性，使用者通过阅读本书可以很好地掌握重点、理解难点，在学习上达到事半功倍的效果。

　　本书承蒙各位编者团结协作及辛勤付出，在此表示诚挚的感谢和敬意。

　　为了进一步提高本书的质量，恳请读者及病理学界专家批评指正，以供再版时修改。

徐晓艳
2016年3月

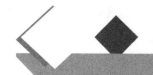

目 录

第1章 绪论 ··· 1

第2章 疾病概论 ·· 5

第3章 细胞和组织的适应、损伤与修复 ······································ 12

第4章 局部血液循环障碍 ·· 20

第5章 炎症 ·· 27

第6章 肿瘤 ·· 36

第7章 常见疾病 ··· 44

第8章 传染病 ·· 57

第9章 水电解质紊乱 ··· 62

第10章 水肿 ·· 66

第11章 酸碱平衡紊乱 ··· 71

第12章 缺氧 ·· 79

第13章 发热 ·· 83

第14章 休克 ·· 88

第15章 重要器官衰竭 ··· 94

第16章 弥散性血管内凝血 ·· 103

内蒙古历年《病理学基础》对口升学考试大纲参考 ······················ 106

参考答案 ·· 107

第1章 绪 论

【提炼精华，突显考点】

一、病理学的任务和内容

1. 病理学的任务　病理学是研究疾病的病因、发病机制、病理变化（形态结构、功能代谢变化）、结局和转归的一门医学基础学科。

2. 病理学的内容　病理学分为病理解剖学和病理生理学。病理解剖学和病理生理学两门学科之间不能截然分开，分别包括总论和各论。

二、病理学在医学实践中的地位

病理学在医学教育、临床诊疗和科学研究中扮演着极其重要的角色，尤其是在医学教育中，病理学是介于基础医学与临床医学之间的桥梁学科，对疾病的临床诊断，是任何手段（如影像学、内镜技术、分子生物学技术等）难以替代的。

三、病理学的研究方法

病理学十分重视对患病机体各器官、组织形态结构和功能代谢变化的研究。主要研究方法见表1-1。

表1-1　病理学的研究方法

病理学主要研究方法	概念
尸体解剖，简称尸检	即对死者的遗体进行病理解剖和后续的病理学观察，是病理学的基本研究方法之一
活体组织检查，简称活检	即采用手术切取、钳取、细针穿刺和搔刮等手段，从活体内获取病变组织进行形态学观察，做出病理诊断
细胞学检查	通过采集病变处的细胞，涂片染色后进行诊断
动物实验	在动物体内复制人类疾病的模型，人为地控制各种条件，多方面对其形态结构、功能代谢变化进行动态研究，从中发现其规律性
组织培养与细胞培养	将某种组织或单细胞在体外实验，研究在各种因子作用下细胞、组织病变的发生和发展

免疫学和分子生物学等学科的飞速发展，极大地推动了病理学研究方法的改进，如免疫组织化学、基因工程、原位分子杂交等技术近年来被大量应用。

四、病理学的观察方法

病理学主要观察方法见表 1-2。

表 1-2　病理学的观察方法

病理学主要观察方法	定义
大体观察，即肉眼观察	是指用肉眼或借助放大镜、量尺等辅助工具，对所检标本的大小、形状、色泽、重量、质地、表面、界限及切面、病灶特征及硬度等进行细致观察与检测
组织学和细胞学观察	从大体标本上切取适当大小的病变组织制成切片或把直接采集到的病变部位细胞制成片图，根据需要进行不同染色，在光学显微镜下观察组织病变特点和细胞变化特征
超微结构观察	运用电子显微镜（投射或扫描）对组织和细胞的内部及表面的超微结构进行观察
组织和细胞化学观察	利用某些能与细胞中的化学成分进行"特异性"结合的试剂，显示组织细胞的某些成分（如蛋白质、酶类、核酸、糖原和脂肪等）的变化
免疫组织化学观察	是应用抗原-抗体特异性结合原理形成的一种组织化学技术，在光学显微镜下，原位检测待检（抗原）物质的存在与否，并可进行定性、定量和定位的研究

除上述观察方法外，随着现代医学科学的发展，放射自显影、流式细胞学、图像分析、聚合酶链及分子原位杂交等技术越来越被广泛地应用于医学研究和临床诊断。

五、病理学的学习方法

学习病理学要注意理论联系实际，注重病理与临床、护理及其他相关专业的联系，运用动态的、发展的观点分析疾病的全过程。

【巩固练习，决胜考场】

一、名词解释
1. 病理学　　　2. 尸检
3. 活检

二、填空题
1. 病理学是研究疾病的_____、_____、_____、_____和_____的医学基础学科。
2. 病理学的研究方法包括_____、_____、

_____、_____和_____等。
3. 病理学的观察方法包括_____、_____、_____、_____和_____等。

三、选择题

A 型题
1. 目前病理学的最主要研究内容是（　　）
　A. 病因
　B. 发病机制

C. 疾病的治疗

D. 病变组织的形态结构

E. 病变机体的功能、代谢变化

2. 诊断疾病的最可靠方法是（ ）

 A. 病理诊断   B. 望诊

 C. 问诊   D. X 线透视

 E. 听诊

3. 活检采取病变组织的方法有（ ）

 A. 局部切除   B. 内镜钳取

 C. 深部脏器穿刺 D. 搔刮

 E. 以上全是

4. 有关动物实验的描述，下列哪项是错误的（ ）

 A. 可分阶段连续取材，以了解疾病的病理发展过程

 B. 可利用动物研究疾病的病因、发病机制

 C. 在适宜的动物身上可以复制某些疾病的动物模型

 D. 动物实验的结果可以直接应用于人体

 E. 可在一定程度上了解药物或其他因素对某种疾病的疗效和影响

5. 临床诊断上最广泛应用的病理学研究方法是（ ）

 A. 活检   B. 尸体解剖

 C. 动物实验   D. 组织、细胞培养

 E. 核酸杂交技术

6. 研究肿瘤细胞的生长特性的最简便方法是（ ）

 A. 体视学   B. 活检

 C. 核酸分子杂交 D. 电子显微镜观察

 E. 组织培养

7. 下列哪项不能用组织培养方法来研究（ ）

 A. 药物对细胞的影响

 B. 复制人类的疾病模型

 C. 细胞的癌变

 D. 病毒复制

 E. 染色体变异

8. 脱落细胞学可用来检查（ ）

 A. 痰液   B. 尿液

 C. 胸腹水   D. 细针穿刺针吸细胞

 E. 以上均可

9. 病理形态学开端的标志是（ ）

 A. 自然科学的兴起

 B. 医学科学的兴起

 C. 器官病理学的创立

 D. 从古希腊的 Hippocrates 开始

 E. 细胞病理学的创立

10. 病理形态学的创始人是（ ）

 A. Morgagni   B. Virchow

 C. Hippocrates D. 巢元方

 E. 张仲景

11. 病理形态学的创始人是哪个国家的人（ ）

 A. 中国   B. 意大利

 C. 法国   D. 德国

 E. 美国

12. 细胞形态学创立于（ ）

 A. 17 世纪   B. 古希腊

 C. 18 世纪中叶   D. 19 世纪中叶

 E. 20 世纪中叶

13. 世界上最早的一部法医病理学著作是（ ）

 A.《洗冤集录》 B.《平冤录》

 C.《无冤录》   D.《唐本草》

 E.《黄帝内经》

14. 下列哪项技术不是分子生物学技术（ ）

 A. 原位杂交   B. PCR

 C. DNA 测序   D. 图像分析

 E. 重组 DNA

15. 痰涂片属于哪种病理学研究方法（ ）

 A. 活检   B. 组织培养

 C. 脱落细胞学检查 D. 动物实验

 E. 细胞培养

16. 从机体采取病变组织进行病理学检查的一种方法是（ ）

 A. 动物实验   B. 图像分析技术

 C. 尸体剖检   D. 活体组织检查

 E. 分子生物学技术

X 型题

1. 下列哪些是病理学的研究范畴（ ）

 A. 病因   B. 发病机制

 C. 疾病的治疗   D. 病变组织的形态结构

E. 病变机体的功能、代谢变化

2. 病理学常用的研究方法有（　　）

　A. 尸体解剖　　　　B. 活检
　C. 动物实验　　　　D. 组织培养
　E. 细胞培养

3. 活检时常用采取组织的方法有（　　）

　A. 局部切取　　　　B. 内镜钳取
　C. 穿刺针吸　　　　D. 搔刮
　E. 病变器官切除

4. 下列哪些疾病可以通过脱落细胞学进行初步诊断（　　）

　A. 肺炎　　　　　　B. 肺癌
　C. 子宫颈癌　　　　D. 肾炎
　E. 乳腺癌

5. 免疫组化可应用于（　　）

　A. 对肿瘤的鉴别诊断
　B. 确定肿瘤的来源
　C. 了解激素受体
　D. 了解肿瘤细胞增生程度
　E. 了解肿瘤的癌基因和抑癌基因

四、判断题（正确的画"√"，错误的画"×"）

1.《病理学》被称为基础医学与临床医学之间的桥梁学科。（　　）

2. 动物实验的结果可以直接应用于人体。（　　）

3. 肝细胞癌可以通过脱落细胞学进行初步诊断。（　　）

4. 病理学常用的研究方法是组织培养。（　　）

5. 南宋时期的宋慈被称为法医学鼻祖。（　　）

五、简答题

1. 为什么说病理诊断是迄今诊断疾病的金标准？描述病理学在医学中的地位。

2. 简述病理学常用研究方法的应用及其目的。

3. 病理学的常用观察方法有哪些？

4. 简述病理学的任务。

5. 病理学的学习方法有哪些？

（徐晓艳）

第 2 章 疾病概论

【提炼精华，突显考点】

第 1 节 健康与疾病

1. 健康的概念　健康不仅是指躯体上没有疾病，还指在精神上和社会适应或人际交往上都处于完好状态。

2. 疾病的概念　疾病是机体在致病因素的损害与抗损害相互作用下，自稳态调节紊乱而发生的异常生命活动过程（图 2-1）。

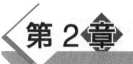

图 2-1　疾病概念

3. 亚健康　是介于健康与疾病之间的一种生理功能低下状态，又称机体的"第三状态"。

亚健康的主要临床表现
① 身心轻度失调状态：表现为情绪低落、注意力不集中、食欲缺乏、心情烦躁、失眠等。
② 潜在临床状态：有潜伏发展成为某种疾病的可能。
③ 前临床状态：临床症状不明显，但已有病理改变。

第 2 节 病因学概述

1. 病因学（etiology）　主要研究疾病发生的原因和条件。原因是指作用于机体能引起某种疾病发生并决定疾病特异性的体内外因素；条件（condition）是指在疾病原因作用于机体的前提下，影响或促进疾病发生发展的因素，包括通常所说的诱因（即加强病因的作用，促进疾病发生、发展的因素）。

2. 病因的种类　常见的有生物性因素、物理性因素、化学性因素、营养性因素、遗传性因素、免疫性因素、心理因素及社会因素，见表 2-1。

表 2-1　病因的种类

类型	病因	致病特点
生物性因素	各种病原微生物和寄生虫（细菌、病毒、立克次体、真菌、螺旋体、衣原体、原虫和蠕虫等）	① 病原体有一定的入侵门户、传播途径和定位；② 致病力的强弱取决于它们的侵袭力；③ 具备一定的发病条件，机体才可发生疾病

续表

类型	病因	致病特点
物理性因素	各种机械力、温度、电流、大气压、电离辐射、噪声等	①与疾病的发生有关，对发展不起作用； ②除射线外，潜伏期短或无潜伏期； ③无明显的组织、器官选择性； ④致病程度与作用强度、时间、部位有关
化学性因素	强酸、强碱、有害气体、化学毒物、农药、药物、有机磷、重金属等	①与性质、剂量、作用时间有关； ②除慢性中毒外，潜伏期短； ③多数对机体作用部位有选择性
营养性因素	机体必需物质（糖、蛋白质、脂肪、水、氧气、无机盐、维生素及微量元素）	缺乏或过多都可致病
遗传性因素	遗传物质的改变（基因突变或染色体畸变）	①遗传性疾病； ②遗传易感性
免疫性因素	免疫功能先天不足、后天低下，免疫缺陷或免疫功能异常	①变态反应； ②免疫缺陷病； ③自身免疫性疾病； ④继发感染、细胞癌变等
心理及社会因素	紧张、忧虑、抑郁、悲伤、怨恨、恐惧、失望等	①应激性疾病； ②变态人格； ③心身疾病等

第3节 发病学概述

发病学（pathogenesis）是研究疾病发生发展规律的科学，即疾病发生发展的一般规律，包括疾病过程中的损伤与抗损伤反应、疾病过程中的因果交替、局部与整体的关系。

1. 疾病过程中的损伤与抗损伤反应 损伤是指致病因素作用于机体对机体造成的伤害；抗损伤是指机体调动各种防御、代偿功能来对抗致病因素及其引起的损伤。

（1）损伤与抗损伤斗争贯穿于疾病的始终，疾病的过程就是两者斗争的过程。

（2）双方力量对比决定着疾病的发生发展、转归和结局。

（3）损伤与抗损伤具有双重性。

（4）双方在一定条件下可以互相转化。

抗损伤＞损伤→恢复、好转
抗损伤＝损伤→迁延不愈
损伤＞抗损伤→加重、恶化

（5）在临床上应支持、加强抗损伤反应，减轻、消除损伤反应。

2. 疾病过程中的因果交替 如临床大出血后的因果关系，见图2-2。

3. 局部与整体 局部病变通过神经、体液影响整体，而全身功能状态又影响着局部病变的发展与转归。如大叶性肺炎，病变在肺，临床表现为咳嗽、咳痰、呼吸困难等，但同时也会出现寒战、发热、血液中白细胞增多，甚至引起中毒性休克等全身反应。

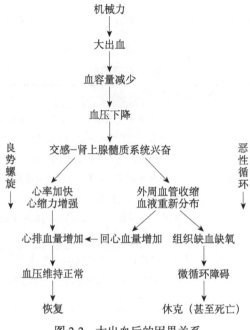

图 2-2　大出血后的因果关系

第 4 节　疾病的经过与转归

1. 疾病的经过　疾病发展的过程一般分为潜伏期、前驱期、症状明显期和转归期，见表 2-2。

表 2-2　疾病的经过

疾病的经过	临床意义
潜伏期：指病因作用于机体，到疾病最初症状出现前的这一阶段时期	此期患者没有症状，临床上不易发现。不同的疾病潜伏期时间长短不一，长者可达月、数年；短者可无明显的潜伏期。但对怀疑或确定具有传染性的个体应早隔离、早诊断、早治疗
前驱期：指疾病从最初症状出现，到该病典型症状出现前的这一阶段	虽然临床出现症状，但症状的特异性不明显，可表现为全身不适、乏力、头痛、厌食等，多无特异性，容易误诊。医护人员需熟悉、重视此期特点，有助于早期诊断和早期治疗
症状明显期：指疾病的主要症状、典型症状相继出现的这一阶段	临床上可以根据此期的症状和体征作为诊断疾病的重要依据
转归期：指疾病过程的最后阶段	转归的趋向取决于损伤与抗损伤反应的结果，及时得当的治疗可以影响疾病的转归

2. 疾病的转归　主要有康复和死亡两种。根据程度康复又分为完全康复和不完全康复。主要取决于病因类型、损伤程度、机体抗损伤的能力、及时得当的治疗等诸多因素。疾病的转归有3种趋向，见表2-3。

表 2-3　疾病的转归

疾病的转归	概念
康复：机体的形态结构和功能代谢的恢复	①完全康复（痊愈）：指病因被消除，症状、体征消退，被损伤的组织器官功能代谢和形态结构完全恢复正常。如某些感染性疾病，当病因祛除后，机体恢复正常状态； ②不完全康复（好转）：指病因及其引起的损伤得到控制，临床主要症状消退，受损组织细胞的形态和功能代谢未完全恢复，往往留下某些病变后遗症（如风湿性心内膜炎遗留的瓣膜病变等），只能通过机体代偿来完成正常的生命活动
死亡：死亡是机体作为整体生命活动的终止，也是生命的必然规律	①生理性死亡：是由机体各器官的自然衰老所致； ②病理性死亡：是疾病进行性恶化的结果，包括传统概念死亡、脑死亡和猝死3种

死亡的类型及临床意义见表2-4。

表 2-4　死亡的类型及临床意义

死亡的类型	临床意义
传统概念死亡：是机体作为整体生命活动的终止，也是生命的必然规律	濒死期（临终状态）：指死亡前的垂危阶段，患者脑干以上的中枢神经处于深度抑制，各系统功能和代谢严重障碍。临床主要表现为体温下降、意识模糊或丧失、心跳减弱、血压下降、呼吸不规则、反射迟钝等。持续时间长短不一，短则几分钟，长则几天
	临床死亡期：指延髓以上中枢神经深度抑制。表现为心跳、呼吸停止，反射消失，但机体各组织细胞仍进行着微弱的代谢活动。部分患者经及时抢救有望复苏成功
	生物学死亡期：是死亡过程的最后阶段，此时机体各重要器官的代谢活动相继停止，并成为不可逆性变化，机体已不能复苏。随着生物学死亡的发展，尸体逐渐出现尸冷、尸斑、尸僵，最后腐败、分解
脑死亡：是全脑功能（包括大脑半球、间脑和脑干各部）不可逆的永久性丧失，机体作为一个整体功能永久性停止。脑死亡是判断死亡的新标志	①自主呼吸停止（脑干是控制呼吸和心跳的中枢）； ②不可逆性深度昏迷； ③脑电波消失； ④脑干神经反射消失，瞳孔散大或固定，各种反射均消失； ⑤脑血液循环停止
猝死：6小时或24小时内非暴力意外的突然死亡	

脑死亡的意义：①有利于准确判断死亡的时间，对可能涉及的一些法律问题提供依据；②可协助医务人员确定死亡时间，确定复苏抢救的界线，停止无效的抢救，减少无意义的医疗资源浪费；③有利于器官移植，为器官移植创造良好的时机和法律依据。因为脑死亡者借助呼吸、循环辅助装置，在一定时间内维持器官组织低水平的功能活动，是器官移植手术良好的供体，为更多人提供生存和健康生活的机会。

【巩固练习，决胜考场】

一、名词解释
1. 健康　　　　　2. 疾病
3. 亚健康　　　　4. 诱因
5. 完全康复　　　6. 不完全康复
7. 脑死亡

二、填空题
1. 发病学主要研究疾病_____、_____过程中的_____和_____。
2. 疾病的转归有以下三种情况：_____、_____、_____。
3. 病因学是研究疾病发生的_____与_____的学问。
4. 疾病发生发展的一般规律是：_____、_____、_____。
5. 同一个因素可以是某一个疾病发生的_____，也可以是另一个疾病发生的_____。
6. 疾病的转归有_____或者_____两种结局。
7. 康复可分为_____和_____。
8. 机体作为一个整体功能的永久性停止的标志是_____，它是指_____的永久性丧失。

三、选择题
A 型题
1. 关于疾病的概念下列哪项叙述较为正确（　　）
   A. 在病因作用下，机体处于不良状态
   B. 在病因作用下，细胞出现功能、代谢和形态结构的变化
   C. 在病因作用下，因机体自稳调节紊乱而发生的异常生命活动过程
   D. 在病因作用下，机体与外界环境的协调发生障碍
   E. 在病因作用下，体内各种功能活动进行性下降

2. 关于病因的概念，下列哪项叙述较为正确（　　）
   A. 能引起疾病发生的因素
   B. 能促进疾病发生发展的因素
   C. 能导致病情恶化的因素
   D. 能引起疾病发生的体内、外因素
   E. 能引起疾病并决定疾病特异性的特定因素

3. 关于疾病条件的叙述哪一项是错误的（　　）
   A. 条件是左右疾病对机体的影响因素
   B. 条件是疾病发生必不可少的因素
   C. 某些条件可以延缓疾病的发生
   D. 某些条件可以促进疾病的发生
   E. 条件是引起疾病并决定该疾病特征的内外因素

4. 脑死亡是指（　　）
   A. 心跳停止
   B. 呼吸停止
   C. 各种反射消失
   D. 全脑功能不可逆的永久性丧失
   E. 体内所有细胞解体死亡

5. 导致青霉素过敏的致病因素属于（　　）
   A. 先天性因素　　　B. 遗传性因素
   C. 理化性因素　　　D. 生物性因素
   E. 免疫性因素

6. 疾病发展的方向取决于（　　）
   A. 机体的抵抗力　　B. 病因的数量
   C. 损伤与抗损伤力量的对比　　D. 病因的毒力
   E. 存在的诱因

7. 引起疾病并决定该疾病特征的因素是（　　）
   A. 疾病的外因　　　B. 疾病的原因
   C. 疾病的诱因　　　D. 疾病的条件

E. 疾病的内因

8. 能够促进疾病发生发展的因素称为（　　）

　A. 疾病的外因　　　B. 疾病的原因
　C. 疾病的诱因　　　D. 疾病的危险因素
　E. 疾病的内因

9. 下列致病因素中最常见的是（　　）

　A. 生物性因素　　　B. 免疫性因素
　C. 物理性因素　　　D. 化学性因素
　E. 营养性因素

10. 病因学研究的内容是（　　）

　A. 因果转化规律
　B. 疾病时自稳调节紊乱的规律
　C. 疾病的转归
　D. 疾病时局部与整体的规律
　E. 疾病发生的原因与条件

11. 健康是指（　　）

　A. 没有疾病
　B. 体格健全
　C. 精神状态良好
　D. 具有良好的社会适应能力
　E. 没有疾病或衰弱现象，且在躯体上、精神上和社会上处于完全良好的状态

12. 下述哪项不符合完全康复的标准（　　）

　A. 病因已经消除或不起作用
　B. 损伤性变化完全消失
　C. 自稳调节与功能代谢恢复正常
　D. 主要症状消失，有时可留下后遗症
　E. 有时机体可获得终身免疫

13. 完全康复是指（　　）

　A. 损伤性变化得到控制
　B. 主要症状和体征消失
　C. 机体恢复劳动能力
　D. 住院患者出院回家
　E. 机体完全恢复自稳态和对环境的适应能力

14. 患者出现下列哪种情况可认为已经死亡，继续治疗已无意义（　　）

　A. 心跳、呼吸停止　　B. 全脑功能永久性停止
　C. 血压、脉搏测不到　D. 脑电波消失
　E. 四肢冰冷、神志不清

15. 发病学主要研究（　　）

　A. 疾病发生的原因
　B. 疾病时自稳调节紊乱的规律
　C. 疾病的转归
　D. 疾病发生的条件
　E. 疾病发生、发展过程中的一般规律和共同机制

16. 进行复苏的关键时期为（　　）

　A. 濒死期　　　　　B. 临床死亡期
　C. 生物学死亡期　　D. 脑死亡期
　E. 转归期

17. 导致血友病发生的致病因素属于（　　）

　A. 遗传性因素　　　B. 先天性因素
　C. 免疫因素　　　　D. 生物性因素
　E. 理化因素

18. 死亡的概念是指（　　）

　A. 心跳停止
　B. 呼吸停止
　C. 各种反射消失
　D. 机体作为一个整体的功能永久性停止
　E. 体内所有细胞解体死亡

19. 下列哪项不宜作为脑死亡的标准（　　）

　A. 自主呼吸停止
　B. 心跳停止
　C. 不可逆昏迷和大脑无反应性
　D. 颅神经反射消失
　E. 瞳孔散大或固定

X 型题

1. 判断脑死亡的标准（　　）

　A. 不可逆性深度昏迷
　B. 脑电波消失
　C. 脑血液循环完全停止
　D. 脑干神经反射消失
　E. 自主呼吸停止

2. 下列哪些疾病不属于遗传性疾病（　　）

　A. 先天性心脏病
　B. 血友病
　C. 两性畸形
　D. 获得免疫缺陷综合症
　E. 白化病

3. 疾病发生发展的一般规律是（　　）
   A. 损伤与抗损伤
   B. 疾病的因果转化
   C. 疾病过程中原因和条件的关系
   D. 疾病过程中的局部与整体的关系
   E. 疾病过程中的转归规律
4. 发病学是研究（　　）
   A. 疾病的防治
   B. 疾病发生发展的一般规律
   C. 导致疾病发生的原因
   D. 疾病发生的基本机制
   E. 影响疾病发生发展的体内外因素

四、判断题
1. 进行复苏的关键时期是临床死亡期。（　　）
2. 先天性心脏病属遗传性疾病。（　　）
3. 条件因素可决定疾病的特异性。（　　）
4. 不生病就是健康。（　　）
5. 血友病的致病因素属于先天性因素。（　　）

五、简答题
1. 简述疾病发生发展的一般规律。
2. 简述因果交替规律在疾病过程中的作用。
3. 简述疾病过程中损伤与抗损伤反应之间的关系及作用。
4. 判断脑死亡的标准是什么？
5. 简述脑死亡的意义。

（王志慧　张　静）

第3章 细胞和组织的适应、损伤与修复

【提炼精华，突显考点】

正常细胞、适应细胞与损伤细胞之间的关系见图3-1。

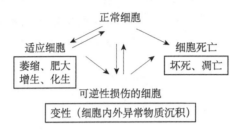

图3-1 正常、适应、损伤细胞间的关系

第1节 细胞和组织的适应

1.适应的概念 细胞和由其构成的组织、器官对内、外环境中的各种持续性刺激和各种有害因子产生的非损伤性应答反应，称为适应（adaptation）。

2.适应的种类 适应在形态学上表现为萎缩、肥大、增生和化生（表3-1），涉及细胞的数量、体积和细胞分化的改变。

表3-1 适应的种类及概念

适应的种类	概念
萎缩：是指发育正常的实质细胞、组织或器官的体积缩小	生理性萎缩：是指随年龄增长而发生的萎缩。如幼儿阶段动脉导管和脐血管的萎缩；青春期后胸腺萎缩；更年期子宫和卵巢的萎缩以及老年人脑、心、肝等器官的萎缩
	病理性萎缩：包括营养不良性萎缩、压迫性萎缩、失用性萎缩、去神经性萎缩、内分泌性萎缩
肥大：是指由于功能增加，合成代谢旺盛，使细胞、组织和器官体积增大	生理性肥大：生理情况下发生的肥大，如妊娠期子宫、青春期乳腺的发育及运动员骨骼肌的肥大均属于生理性肥大
	病理性肥大：包括代偿性肥大（如高血压引起的左心室肥大）和内分泌性肥大（如肝硬化患者的乳腺肥大）
增生：是指细胞有丝分裂活跃而致组织或器官内细胞数量增加，并伴有组织、器官体积增大和功能活跃的现象	生理性增生：为适应生理需要所发生的增生，如女性青春期和哺乳期的乳腺腺上皮增生、育龄期女性子宫内膜增生
	病理性增生：包括代偿性增生（如肝脏切除术后残存肝细胞的增生）和内分泌性增生（如女性雌激素分泌过多所致的子宫内膜过度增生）

续表

适应的种类	概念
化生：是指一种分化成熟的细胞类型被另一种分化成熟的细胞类型所取代的过程	鳞状上皮化生：被覆上皮的化生以鳞状上皮化生最为普遍。常见于气管和支气管黏膜、宫颈黏膜
	肠上皮化生：常见于胃体和（或）胃窦部，是指胃黏膜上皮细胞转变为含帕内特细胞或杯状细胞的肠型上皮细胞。常见于慢性萎缩性胃炎
	间叶组织化生：间叶组织中的幼稚成纤维细胞在损伤后，可转变为成骨细胞或成软骨细胞，称为骨或软骨化生。如骨化性肌炎

第2节 细胞和组织的损伤

1. 损伤　是指当机体内、外环境改变超过组织和细胞的适应能力后，可引起受损的细胞和细胞间质发生物质代谢、形态结构的异常变化，包括变性和死亡。

2. 变性　是指细胞或细胞间质受损后，由于物质代谢障碍，使细胞内或细胞间质内出现异常物质或正常物质异常蓄积的现象，多伴发细胞功能的低下，包括细胞水肿、脂肪变性和玻璃样变性等（表3-2）。

表3-2　变性的类型及特点

变性类型		病变部位	病变特点
细胞水肿		细胞质内（肝、肾、心）	胞质内水分含量增多，并导致线粒体、内质网的肿胀
脂肪变性		细胞质内（肝、肾、心）	胞质内脂肪沉积形成圆形脂滴，光镜下H-E染色呈空泡状
玻璃样变性	细小动脉玻璃样变	细动脉壁	由血浆蛋白渗入管壁凝固形成无结构、均质、红染的物质
	结缔组织玻璃样变	间质结缔组织	由胶原纤维增粗，相互融合形成半透明、无结构、均质、红染物质
	细胞内玻璃样变	细胞质内（肾、肝、浆细胞）	由血浆蛋白等多种不同成分形成圆形、均质、红染的物质

3. 死亡　细胞因遭受严重损伤而累及细胞核时呈现代谢停止、结构破坏和功能丧失等不可逆性变化，称为细胞死亡，包括坏死和凋亡。

4. 坏死　是以酶溶性变化为特点的活体内局部组织、细胞的死亡，坏死组织细胞代谢停止，功能丧失，包括凝固性坏死、液化性坏死、坏疽和纤维性坏死（表3-3）。

表 3-3　坏死的基本病变、类型及特点

坏死的基本病变	坏死类型	病变特点
细胞核的改变：细胞核的变化是细胞坏死的主要形态学标志，表现为核固缩；核碎裂；核溶解	凝固性坏死	凝固性坏死：坏死区域呈灰白色或淡黄色质实干燥的凝固体；镜下观察，坏死组织细胞结构消失，组织结构的轮廓依然隐约可见，坏死区周围形成充血、出血和炎症反应带。
	干酪样坏死：为凝固性坏死的特殊类型	干酪样坏死：坏死组织略带黄色，质地松软，状似干酪；镜下观察，坏死较彻底，不见组织轮廓及细胞核碎片，呈均质粉染颗粒状
细胞质的改变：由于细胞核糖体的减少、丧失，胞质变性蛋白质增多，糖原颗粒减少等原因，使坏死细胞胞质嗜酸性增强，呈红染细颗粒状或均质状，有时细胞质可完全溶解消失	液化性坏死	由于坏死组织中可凝固的蛋白质少，坏死后细胞自身及浸润的中性粒细胞释放大量水解酶，或组织坏死后发生水解液化并形成坏死腔
细胞间质的改变：间质细胞的损伤较晚于实质细胞。在溶解酶的作用下，间质细胞坏死后细胞外基质崩解，胶原纤维肿胀、断裂或液化，最后融合成片状模糊的无结构红染物质	坏疽	是指局部组织大块坏死同时继发腐败菌的感染。坏疽局部常呈现黑色、暗绿色等特殊形态改变
	干性坏疽	组织坏死时水分减少，病变部位干燥皱缩，呈黑褐色。中毒症状较轻，坏死组织和正常组织界线清楚
	湿性坏疽	坏死区含水分较多，利于腐败菌生长。病变组织明显肿胀，呈暗绿色或污黑色，有恶臭味，且与正常组织分界不清
	气性坏疽	组织坏死后产生大量气体，病变部位肿胀呈蜂窝状，按之有捻发音，呈污绿或污黑色，有恶臭味
	纤维素样坏死	发生在结缔组织或血管壁的一种病变，病变处为均质状或颗粒状无结构物质，呈强嗜酸性红染，状如纤维蛋白

坏死的结局：溶解吸收、分离派出（形成糜烂、溃疡、窦道、瘘管）、机化与包裹、钙化。

5. 凋亡　是指活体内个别细胞程序性死亡的表现形式，是基因控制的主动性程序性死亡。一般表现为单个细胞或小团块细胞的死亡，细胞固缩，细胞核浓缩形成凋亡小体。凋亡和坏死的区别见表 3-4。

表 3-4　凋亡和坏死的区别

项目	凋亡	坏死
机制	主动进行（自杀）	被动进行（他杀）
诱因	生理性，轻微病理性刺激	病理性刺激

续表

项目	凋亡	坏死
死亡范围	散在单个细胞	多为大片细胞
形态特征	细胞固缩，凋亡小体形成	细胞肿胀，细胞自溶
生化特征	耗能，有新蛋白合成，规律的DNA降解片段	不耗能，无新蛋白合成，DNA降解为大小不一片段
周围反应	无炎症反应，但凋亡小体可被邻近细胞吞噬	周围有炎症反应

第3节 细胞和组织的修复

1. **修复** 是指组织、细胞损伤造成缺损后，机体对所形成的损伤进行修补、修复的过程。修复包括修复性再生和纤维性修复。

2. **再生** 是指组织损伤后，由周围健康的同种细胞分裂增殖完成修补、恢复的过程。再生包括生理性再生和病理性再生（完全性再生和不完全性再生）。

各种组织的再生能力：人体内不同的组织细胞再生能力不同，根据再生能力的强弱可将人体细胞分为三类：不稳定性细胞、稳定细胞和永久性细胞，见表3-5。

表3-5 人体细胞的类型

细胞类型	常见细胞
不稳定性细胞	表皮细胞，呼吸道、消化道、泌尿生殖器的黏膜被覆上皮细胞，淋巴细胞及造血细胞等
稳定细胞	这类细胞包括各种腺体或腺样器官的实质细胞，如肝、胰腺、内分泌腺的实质细胞，肾小管上皮细胞、成纤维细胞、血管内皮细胞、骨膜细胞、结缔组织的原始间叶细胞、骨细胞等。软骨细胞、平滑肌细胞亦属于稳定细胞，但再生能力弱
永久性细胞	见于神经细胞、骨骼肌细胞及心肌细胞

3. **肉芽组织** 是由新生薄壁的毛细血管、增生的成纤维细胞以及炎细胞构成的幼稚结缔组织，肉眼表现为鲜红色，颗粒状，柔软湿润，形似鲜嫩的肉芽，故而得名。

（1）肉芽组织的功能：①抗感染保护创面；②填补创口及其他组织缺损；③机化或包裹异物，如坏死组织、血栓、炎性渗出物、血凝块及其他异物。

（2）肉芽组织的结局：形成瘢痕组织。

4. **创伤愈合** 是指机体组织遭受外力作用引起的缺损或离断性损伤，通过细胞再生、肉芽组织增生、瘢痕形成的复杂修复过程。

（1）创伤愈合的类型：一期愈合和二期愈合（表3-6）。

表 3-6 创伤愈合的类型

项目	一期愈合	二期愈合
组织缺损	小	大
感染	无	有
创缘	整齐	不齐
创面对合	对合严密	常为开放
愈合时间	短	长
瘢痕	小	大

（2）影响创伤愈合的因素：全身因素（如年龄、性别、激素、疾病等）和局部因素（如感染与异物、局部血液循环、神经支配、电离辐射等）。

（3）骨折愈合的过程：①血肿形成；②纤维性骨痂形成；③骨性骨痂形成；④骨痂改建或再塑。

【巩固练习，决胜考场】

一、名词解释

1. 变性
2. 坏疽
3. 肥大
4. 萎缩
5. 化生
6. 坏死
7. 凋亡
8. 肉芽组织
9. 玻璃样变性
10. 脂肪变性
11. 细胞水肿
12. 干酪样坏死
13. 再生
14. 增生
15. 创伤愈合
16. 气球样变

二、填空题

1. 根据坏死形态学变化的特点及发生原因，坏死分为四种类型，它们分别是_____、_____、_____和_____。
2. 坏死的结局有_____、_____、_____和_____。
3. 肉芽组织的主要成分有_____、_____和_____。
4. 按再生能力的强弱，可将人体组织细胞分为_____、_____和_____。
5. 心肌脂肪变性在心内膜下可见平行的黄色条纹和红色心肌相间，似虎皮斑纹，故有_____之称。
6. 组织损伤的变性分为_____、_____和_____。
7. 坏疽可分为三种类型，即_____、_____和_____。
8. 玻璃样变性常见的类型有_____的玻璃样变性、_____的玻璃样变性、_____的玻璃样变性。
9. 干酪样坏死由_____引起，坏死灶内组织结构消失，可见淡黄色、似_____的物质。
10. 心脏萎缩时，心脏的_____缩小，_____变薄，_____呈蛇行状弯曲，心肌细胞内出现_____。
11. 常见病理性萎缩类型有_____、_____、_____、_____和_____。
12. 细胞的适应性反应包括_____、_____、_____和_____。
13. 坏死细胞核的改变有_____、_____和_____。
14. 骨折愈合过程为_____、_____、_____和_____。
15. 干性坏疽多发生于_____，呈

色，与周围健康组织_____清楚。

三、选择题

A型题

1. 下列哪种因素对再生不利（　　）
   A. 充足的Vc供给
   B. 患者无血管硬化性疾病
   C. 局部血液循环正常
   D. 局部有异物存在
   E. 年龄较小

2. 下列组织细胞损伤后哪一种最易再生（　　）
   A. 神经细胞　　　　B. 心肌细胞
   C. 横纹肌细胞　　　D. 上皮细胞
   E. 软骨细胞

3. 全身营养不良时，首先发生萎缩的组织或器官是（　　）
   A. 肌肉组织　　　　B. 脂肪组织
   C. 肝　　　　　　　D. 肾
   E. 脑

4. 虎斑心是指（　　）
   A. 心肌细胞颗粒变性
   B. 心肌细胞水样变性
   C. 心肌细胞脂肪变性
   D. 心肌细胞脂肪组织浸润
   E. 心肌细胞梗死

5. 最常见的一种轻度变性是（　　）
   A. 颗粒变性　　　　B. 脂肪变性
   C. 玻璃样变性　　　D. 透明变性
   E. 钙化

6. 干酪样坏死见于（　　）
   A. 风湿病
   B. 结核病
   C. 伤寒病
   D. 冠状动脉粥样硬化性心脏病
   E. 白血病

7. 慢性支气管炎最易发生的化生是（　　）
   A. 假幽门腺化生
   B. 肠上皮化生
   C. 鳞状上皮化生
   D. 大汗腺化生
   E. 间叶组织化生

8. 腹股沟疝嵌顿后，疝囊内的肠壁可发生（　　）
   A. 干酪样坏死　　　B. 液化性坏死
   C. 干性坏疽　　　　D. 湿性坏疽
   E. 气性坏疽

9. 有关坏疽，下列哪项是错误的（　　）
   A. 坏疽是一种坏死
   B. 坏疽易见于肝
   C. 坏疽局部颜色变黑
   D. 坏疽分为干性、湿性和气性
   E. 坏疽可发生在与外界相通的脏器

10. 凋亡是细胞的（　　）
    A. 液化性坏死　　　B. 干酪性坏死
    C. 脂肪坏死　　　　D. 自杀性死亡
    E. 凝固性坏死

11. 老年人心肌细胞内常出现的色素是（　　）
    A. 胆色素　　　　　B. 含铁血黄素
    C. 脂褐素　　　　　D. 黑色素
    E. 福尔马林色素

12. 风湿病出现的坏死为（　　）
    A. 干酪样坏死　　　B. 凝固性坏死
    C. 液化性坏死　　　D. 纤维素样坏死
    E. 坏疽

13. 老年男性的前列腺增生是（　　）
    A. 生理性增生　　　B. 内分泌性增生
    C. 代偿性增生　　　D. 非典型性增生
    E. 肿瘤性增生

14. 脑动脉粥样硬化引起脑萎缩属于（　　）
    A. 营养不良性萎缩
    B. 废用性萎缩
    C. 神经性萎缩
    D. 压迫性萎缩
    E. 生理性萎缩

15. 下列哪一项不是化生（　　）
    A. 由柱状上皮取代了食管的鳞状上皮
    B. 胃黏膜中出现了胰腺组织
    C. 膀胱黏膜出现鳞状上皮
    D. 胆囊黏膜出现鳞状上皮
    E. 支气管黏膜出现鳞状上皮

X 型题

1. 细胞水肿常见于（　　）等器官的实质细胞
   A. 心　　　　　　B. 肺
   C. 脾　　　　　　D. 肾
   E. 肝

2. 脑萎缩肉眼观察常表现为（　　）
   A. 脑回变窄　　　B. 脑沟变浅
   C. 皮质变薄　　　D. 体积缩小
   E. 重量减轻

3. 下列哪些属于液化性坏死（　　）
   A. 脾梗死　　　　B. 脂肪坏死
   C. 干酪样坏死　　D. 脑梗死
   E. 脓液

4. 肉芽组织主要由（　　）组成
   A. 纤维母细胞　　B. 纤维细胞
   C. 新生毛细血管　D. 表皮细胞
   E. 腺上皮细胞

5. 易发生湿性坏疽的器官有（　　）
   A. 肺　　　　　　B. 阑尾
   C. 手　　　　　　D. 胆囊
   E. 子宫

6. 肉芽组织在修复过程中的作用有（　　）
   A. 填平伤口
   B. 使创面缩小
   C. 机化血凝块、坏死组织
   D. 抗感染
   E. 使伤口能完全再生

7. 下列哪些病变的坏死为凝固性坏死（　　）
   A. 结核球　　　　B. 脑梗死
   C. 肾梗死　　　　D. 心肌梗死
   E. 脂肪坏死

8. 下列哪些疾病中发生纤维素样坏死（　　）
   A. 良性高血压
   B. 恶性高血压
   C. 结节性多动脉炎
   D. 风湿病
   E. 类风湿性关节炎

9. 关于凋亡叙述，下列哪些是正确的（　　）
   A. 只累及单个细胞或小团细胞
   B. 细胞膜不破裂
   C. 不引发急性炎症反应
   D. 凋亡的发生与基因调节有关
   E. 可破坏组织结构

10. 关于坏疽的叙述，下列哪些是正确的（　　）
    A. 较大范围的坏死继发腐败菌的感染
    B. 感染的腐败菌都是厌氧菌
    C. 病变部位好发于四肢和与外界相通的内脏
    D. 坏疽组织多呈黑色或污秽
    E. 可伴发全身中毒症状

四、判断题（正确的画"√"，错误的画"×"）

1. 变性大多为可复性病变，坏死则是不可恢复的。（　　）

2. 坏死常由组织细胞的变性发展而来。（　　）

3. 细胞核的改变是细胞坏死的主要形态标志。（　　）

4. 缺血引起的坏死都是凝固性坏死。（　　）

5. 肢体动、静脉均阻塞而发生缺血性坏死为干性坏疽。（　　）

6. 骨折愈合的基础是骨膜细胞的再生。（　　）

7. 干酪样坏死属于凝固性坏死。（　　）

8. 手术切口如有感染，则为二期愈合。（　　）

9. 所有机化，都有肉芽组织参与。（　　）

10. 凡是变性的组织必然发展为坏死。（　　）

11. 干酪样坏死是由病毒引起的特殊病变。（　　）

12. 细胞水肿（混浊肿胀）是一种常见的较轻损伤。（　　）

13. 创伤愈合时，主要由肉芽组织及上皮组织完成。（　　）

14. 干性坏疽多发生于四肢，湿性坏疽多发生于内脏。（　　）

15. 机体足部组织、细胞的死亡称为坏死，是不可恢复的改变。（　　）

16. 脂肪变性是一种不可复性改变。（　　）

17. 脑组织液化性坏死又称脑软化。（　　）

18. 横纹肌肌细胞为永久性细胞，受到损伤后一般不能再生。（　　）

五、简答题
1. 比较一期愈合与二期愈合的特点。
2. 什么叫玻璃样变性？请简述玻璃样变性的三种类型及其病变部位与特点。
3. 正常肉芽组织的形态结构特点有哪些？
4. 简述坏死的结局。
5. 纤维素样坏死的病变有何特点？常见于何种疾病？
6. 肉芽组织在伤口愈合中作用是什么？

（张　静　徐晓艳）

第4章 局部血液循环障碍

【提炼精华，突显考点】

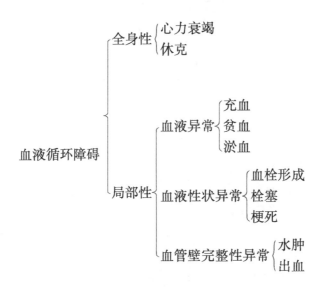

第1节 充 血

局部组织或器官的血管内血液含量增多，称为充血，可分为动脉性充血和静脉性充血两类（表4-1）。

表4-1 充血的分类

鉴别要点	动脉性充血	静脉性充血
概念	因动脉输入血量增多而引起器官的局部组织血管内血液含量增多的状态，称为动脉性充血，简称充血	局部组织或器官由于静脉血液回流受阻，血液淤积在小静脉和毛细血管内，简称淤血
病因	①炎性充血； ②减压后充血； ③侧支性充血	①静脉受压； ②静脉阻塞； ③心力衰竭
肉眼观察	体积增大，体表温度升高，呈鲜红色"红、肿、热"	体积增大，重量增加，包膜紧张，呈暗红色"发绀"
镜下观察	细动脉扩张，毛细血管含血量增多	小静脉和毛细血管扩张，含血量增多

慢性肺淤血和慢性肝淤血的比较见表4-2。

表4-2　重要器官淤血比较

鉴别要点	慢性肺淤血	慢性肝淤血
病因	左心衰竭	右心衰竭
肉眼观察	体积增大，重量增加，暗红色，质地较实，切面有淡红色泡沫状液体流出	体积增大，重量增加，包膜紧张，切面呈红-黄相间、状似槟榔切面的花纹状外观，故称槟榔肝
镜下观察	①肺细小静脉及肺泡壁毛细血管高度扩张、充满血液； ②形成肺水肿及漏出性出血→粉红色泡沫痰； ③心衰细胞	①肝窦高度扩张淤血（肉眼红色区）； ②肝细胞发生萎缩甚至坏死； ③脂肪变性（肉眼黄色区）； ④纤维结缔组织增生
结局	肺褐色硬化	淤血性肝硬化

第2节　出　血

出血的种类和特点见图4-1。

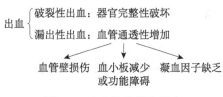

图4-1　出血的种类和特点

第3节　血栓形成

在活体的心脏和血管内血液成分形成固体质块的过程称为**血栓形成**，在这个过程中所形成的固体质块称为**血栓**。

1. 条件　心血管内皮细胞损伤、血流状态改变、血液凝固性增加。
2. 形态　白色血栓、混合血栓、红色血栓、透明血栓，见表4-3。
3. 结局　软化溶解吸收、机化再通、钙化。

表4-3　各种类型血栓比较

类型	形成条件	主要成分	形态特征
白色血栓	血流较快时，主要见于心脏瓣膜，为血栓头部	血小板 纤维蛋白	灰白、波浪状、质实，与瓣膜壁血管相连
混合血栓	血流缓慢的静脉，往往以瓣膜或内膜损伤处为起点，为血栓体部	血小板 红细胞 纤维蛋白	粗糙、干燥、圆柱状、黏着、灰白与褐色相间

续表

类型	形成条件	主要成分	形态特征
红色血栓	血流缓慢甚至停滞的静脉，静脉延续性血栓尾部	红细胞 纤维蛋白	红、湿润、有弹性，但易干枯、脱落
透明血栓	DIC、微循环内	纤维蛋白	镜下可辨

第4节 栓 塞

栓塞是指循环血液中的异常物质随血流运行阻塞血管腔的过程。这种异常物质称为栓子。栓子及栓塞类型见图4-2。

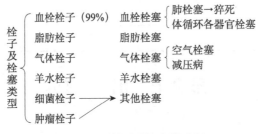

图4-2 栓子及栓塞类型

第5节 梗 死

梗死是指器官或组织由于血管阻塞、血流停止导致严重缺血缺氧而引起的坏死。

1. 梗死形成的原因和条件　①血栓形成，最常见；②动脉栓塞；③动脉痉挛；④血管受压。
2. 梗死的病变及类型　见表4-4。

表4-4 梗死的病变及类型

鉴别要点	贫血性梗死	出血性梗死
别名	白色梗死	红色梗死
发生原因	动脉阻塞后	在淤血的基础上发生
梗死灶颜色	灰白或黄白	暗红
出血	少	明显
与周围分界	清楚	不清楚
发生条件	①组织结构致密；②侧支循环少的器官，如心、肾、脾、脑	①组织结构疏松；②双重血供或吻合支丰富的器官如肺、肠

3. 梗死的影响和结局

（1）梗死对机体的影响：取决于发生梗死的器官和梗死灶的大小、部位及有无细菌感染。

（2）梗死的结局：①小梗死灶→机化形成瘢痕；②大梗死灶→由纤维组织包裹；③病灶内坏死组织可钙化。

4. 几种局部血液循环障碍病变的关系　见图 4-3。

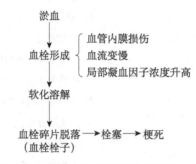

图 4-3　几种局部血液循环障碍病变的关系

【巩固练习，决胜考场】

一、名词解释

1. 充血　　　　　2. 动脉性充血
3. 淤血　　　　　4. 心衰细胞
5. 肺褐色硬化　　6. 槟榔肝
7. 出血　　　　　8. 血栓形成
9. 血栓机化　　　10. 透明血栓
11. 栓塞　　　　　12. 梗死

二、填空题

1. 动脉性充血时，局部组织或器官内_____增多，体积_____，颜色_____。
2. 淤血时病变器官体积_____，重量____，质地_____，颜色_____，温度_____。
3. 引起淤血的原因有_____、_____、_____。
4. 淤血的后果_____、_____、____。
5. 血栓形成的原因和条件有_____、_____、_____。
6. 延续性血栓可分为_____、_____、_____三部分。
7. 根据血栓的形态，将血栓分为_____、_____、

_____、_____、_____四种类型。
8. 血栓的结局_____、_____、_____。
9. 栓塞的类型_____、_____、_____、_____和_____。
10. 引起梗死的主要原因有_____、_____、_____、_____。
11. 梗死的类型有_____、_____。
12. 贫血性梗死呈_____色，易发生的器官为_____、_____、_____、_____。
13. 出血性梗死呈_____色，易发器官有_____和_____。
14. 出血包括_____和_____。
15. 出血对机体的影响取决于_____、_____、____。

三、选择题

A 型题

1. 淤血组织或器官的主要病变是（　　）
   A. 体积增大，颜色暗红，切面湿润，温度降低
   B. 体积增大，颜色鲜红，切面湿润，温度升高
   C. 体积增大，颜色苍白，切面湿润，温度降低
   D. 体积缩小，颜色暗红，切面湿润，温度降低
   E. 体积增下，颜色暗红，切面湿润，温度升高

2. 大量放腹水后，腹腔细动脉反射性扩张而致的充血称（　　）
   A. 生理性充血　　B. 炎性充血
   C. 减压后充血　　D. 静脉性充血
   E. 动脉性充血

3. 局部组织、器官内动脉血输入量增多的状态称（　　）
   A. 生理性充血　　B. 出血
   C. 动脉性充血　　D. 静脉性充血
   E. 淤血

4. 心衰细胞见于（　　）
   A. 左心衰竭时肺泡腔内
   B. 右心衰竭时肺泡腔内
   C. 肺水肿时肺泡腔内
   D. 肝淤血时肝内
   E. 脾淤血时脾内

5. 静脉性充血时局部静脉血液回流（　　）
   A. 增多
   B. 减少
   C. 不变
   D. 增多和减少交替进行
   E. 减少，同时伴有左心衰竭

6. 右心衰竭引起淤血的器官主要是（　　）
   A. 肺、肝及胃肠道　　B. 肺、脑及胃肠道
   C. 肝、脾及胃肠道　　D. 肾、肺及胃肠道
   E. 脾、肺及胃肠道

7. 肺淤血时，肺泡腔内出现胞质中含有棕黄色色素颗粒的巨噬细胞称为（　　）
   A. 支气管黏膜上皮细胞
   B. 肺泡上皮细胞
   C. 异物巨细胞
   D. 单核细胞
   E. 心衰细胞

8. 延续性血栓的形成顺序为（　　）
   A. 白色血栓、混合血栓、红色血栓
   B. 混合血栓、红色血栓、白色血栓
   C. 红色血栓、白色血栓、混合血栓
   D. 混合血栓、白色血栓、红色血栓
   E. 红色血栓、混合血栓、白色血栓

9. 血肿被肉芽组织所代替，这种现象称为（　　）
   A. 纤维化　　B. 机化
   C. 肉芽肿形成　　D. 结缔组织透明变性
   E. 修复

10. 静脉石是指（　　）
    A. 静脉血栓　　B. 静脉血栓机化
    C. 静脉血栓钙盐沉积　　D. 静脉内钙盐沉积
    E. 静脉内胆盐沉积

11. 机化的血栓中形成与原血管腔相互沟通的新生血管，使部分血流得以恢复，这种现象称为（　　）
    A. 血栓脱落　　B. 侧支循环形成
    C. 血栓机化　　D. 血栓硬化
    E. 再通

12. 最常见的栓子是（　　）
    A. 血栓　　B. 脂肪
    C. 空气　　D. 羊水
    E. 寄生虫

13. 容易发生出血性梗死的器官是（　　）
    A. 心　　B. 肾
    C. 脑　　D. 肠
    E. 肺

14. 梗死灶的形状取决于（　　）
    A. 该器官的血管分布
    B. 坏死灶的大小
    C. 梗死灶内的含血量
    D. 坏死的类型
    E. 侧支循环的建立

15. 槟榔肝可发展为（　　）
    A. 坏死后性肝硬化　　B. 门脉性肝硬化
    C. 色素性肝硬化　　D. 胆汁性肝硬化
    E. 淤血性肝硬化

16. 槟榔肝的特点不包括（　　）
    A. 肝细胞脂肪变性
    B. 肝细胞萎缩
    C. 胆小管增生
    D. 肝小叶中央静脉和肝窦扩张充血
    E. 肉眼观察切面呈红黄相间的花纹

17. 下列哪种因素与血栓形成无关（　　）
    A. 血管内膜炎　　B. 血流缓慢

C. 血小板数目增多 D. 纤维蛋白溶解产物
E. 血液凝固性增高

18. 血栓对机体的不利影响不包括（ ）
    A. 阻塞血管 B. 阻塞血管破口，止血
    C. 栓塞 D. 心瓣膜变形
    E. DIC，并引起广泛出血和休克

19. 血栓的结局不包括（ ）
    A. 梗死 B. 溶解、吸收
    C. 钙化 D. 机化
    E. 再通

20. 飞行员迅速从高空降落到地面上容易发生（ ）
    A. 肺气肿 B. 肺不张
    C. 血栓栓塞 D. 二氧化碳栓塞
    E. 氮气栓塞

21. 患者，女，44岁，明显胸闷、气短、发绀、咳粉红色泡沫痰，胸片提示肺野透亮度降低，肺纹理增粗，可考虑为（ ）
    A. 出血 B. 肺气肿
    C. 肺水肿与肺淤血 D. 肺结核
    E. 大叶性肺炎

22. 患者，女，23岁，初产妇，在分娩过程中突发呼吸困难，面色青紫，血压测不到，抢救无效而死亡。尸检结果发现肺小血管内有胎脂及角化上皮。患者最可能的死亡原因是（ ）
    A. 血栓栓塞 B. 空气栓塞
    C. 脂肪栓塞 D. 羊水栓塞
    E. 肿瘤细胞栓塞

23. 患者，男，25岁，因发生交通意外导致左侧股骨骨干骨折及皮下脂肪组织严重挫伤，急救时突发呼吸困难、窒息等症状，可考虑为哪种栓塞（ ）
    A. 血栓栓塞 B. 空气栓塞
    C. 脂肪栓塞 D. 羊水栓塞
    E. 其他栓塞

24. 患者，女，77岁，糖尿病伴高血压病20年，脑梗死后卧床3年，变换体位时突然呼吸困难、发绀猝死，尸检示死因为肺动脉血栓栓塞，血栓主要来源于（ ）
    A. 下肢动脉血栓 B. 下肢静脉血栓

C. 右心附壁血栓 D. 上肢静脉血栓
E. 门静脉血栓

25. 患者，男，32岁，潜水员，打捞沉船时因设备故障，在海底80米处快速上浮返回救生船，不久即感呼吸困难，胸骨后疼痛，眩晕及剧烈呕吐，约2小时后感肌肉和关节疼痛，患者出现何种气体栓塞（ ）
    A. 氧气栓塞 B. 空气栓塞
    C. 氮气栓塞 D. 二氧化碳栓塞
    E. 其他气体栓塞

X型题

1. 淤血的原因有（ ）
   A. 动脉阻塞 B. 静脉受压
   C. 心力衰竭 D. 静脉阻塞
   E. 动脉受压

2. 慢性肺淤血的病理变化可有（ ）
   A. 肺毛细血管扩张 B. 肺泡腔内水肿液
   C. 肺泡隔尘细胞 D. 肺泡腔内心衰细胞
   E. 肺间质纤维化

3. 静脉系统来源的血栓栓子可引起（ ）
   A. 心肌梗死 B. 脑梗死
   C. 肝梗死 D. 肺动脉主干栓塞
   E. 肺出血性梗死

4. 下列哪些器官可发生出血性梗死（ ）
   A. 肾 B. 心
   C. 肺 D. 小肠
   E. 脑

5. 透明血栓可出现于（ ）
   A. 微动脉 B. 毛细血管
   C. 小动脉 D. 微静脉
   E. 小静脉

6. 混合血栓的构成成分有（ ）
   A. 白细胞 B. 血小板
   C. 红细胞 D. 纤维蛋白
   E. 巨噬细胞

7. 血栓形成的条件是（ ）
   A. 血流缓慢
   B. 心血管内膜的损伤
   C. 凝血因子激活引起血液凝固性增加

D. 血液形成旋涡

E. 纤维蛋白溶解系统的激活

8. 血栓的结局有（　　）

 A. 阻塞血管　　　　B. 软化、溶解、吸收

 C. 栓塞　　　　　　D. 机化

 E. 钙化

9. 栓塞的类型包括（　　）

 A. 空气栓塞　　　　B. 血栓栓塞

 C. 脂肪栓塞　　　　D. 寄生虫及虫卵栓塞

 E. 羊水栓塞

10. 出血性梗死发生的条件是（　　）

 A. 严重淤血

 B. 双重血液供应或血管吻合支丰富

 C. 组织疏松

 D. 动脉血液供给中断

 E. 高度水肿

四、判断题（正确的画"√"，错误的画"×"）

1. 引起贫血性梗死的原因是动、静脉同时受阻。（　　）

2. 透明血栓是由纤维蛋白和血小板构成的。（　　）

3. 脾静脉血栓脱落可以引起肺动脉栓塞。（　　）

4. 混合血栓由白色血栓与红色血栓组成。（　　）

5. 脾、肾、肠易发生贫血性梗死。（　　）

6. 透明血栓又称微血栓，主要由血小板构成。（　　）

7. 血液形成旋涡不会形成血栓。（　　）

8. 羊水栓塞是由于娩出的胎儿没有被清理干净，呼吸道中残留的羊水造成的。（　　）

9. 白色血栓最主要的成分是白细胞。（　　）

10. 肿瘤也可造成栓塞。（　　）

五、简答题

1. 简述淤血的原因、病变及其结局。

2. 简述栓子运行的途径。

3. 简述血栓形成的条件及其对机体的影响。

4. 简述栓塞的类型及其产生的后果。

5. 长期卧床患者应怎样预防血栓形成？

6. 简述梗死的概念及其形成条件。

7. 描述梗死的病理变化。

8. 简述血栓形成、栓塞、梗死三者的相互关系。

9. 血栓的结局如何？

10. 出血的原因有哪些？

（张静方）

第 5 章 炎 症

【提炼精华，突显考点】

炎症（inflammation）是指具有血管系统的活体组织对各种损伤因子的刺激所发生的以防御反应为主的基本病理过程。

第 1 节 炎症的原因

引起炎症的原因有生物性因素、物理性因素、化学性因素、坏死组织、异常免疫反应、异物等。

第 2 节 炎症的基本病理变化

1. 炎症的基本病理变化　包括局部组织、细胞的变质、渗出和增生，见表 5-1。

表 5-1　炎症的基本病理变化

炎症的基本病理变化	结构、功能及代谢特点
变质：炎症局部组织和细胞发生的变性及坏死	形态变化：炎症灶内的实质细胞常发生细胞水肿、脂肪变性或坏死等。间质可发生黏液样变性、纤维素样坏死等
	代谢变化：①糖、脂肪和蛋白质的分解代谢增强，组织耗氧量增加，大量酸性代谢产物在体内堆积，如乳酸、酮体等，使局部出现酸中毒；②组织的坏死崩解使大分子物质分解为小分子物质，盐类解离增强导致局部 H^+、K^+ 浓度增加等使局部渗透压升高，为局部血液循环障碍和炎症渗出等提供了重要的条件
	炎症介质：指在致炎因子作用下，由局部细胞释放或体液中产生，参与炎症反应的化学活性物质。有外源性（细菌及其产物）和内源性（细胞源性和体液源性）两种，以内源性介质最重要。其中细胞源性炎症介质包括组胺、5-羟色胺、前列腺素、白细胞三烯、溶酶体成分和淋巴因子；血浆源性炎症介质包括缓激肽、补体（C_{3a}、C_{5a}）、纤维蛋白多肽，纤维蛋白降解产物等

续表

炎症的基本病理变化	结构、功能及代谢特点
渗出：炎症局部组织血管内的液体成分、纤维素等蛋白质和各种炎细胞通过血管壁进入组织间隙、体表、体腔和黏膜表面的过程	血流动力学改变：致炎因子作用于局部组织时，首先引起细动脉短暂痉挛，继而迅速发生扩张，血流加速，血流量增多，形成动脉性充血。由于炎症介质作用和酸性代谢产物堆积，引起毛细血管和细静脉扩张，血流变慢，发展成为静脉性充血，为血液成分的渗出创造有利条件
	血管壁通透性增高：炎症时，由于致炎因子及炎症介质的作用，血管内皮细胞的完整性受到破坏，使血管壁的通透性升高
	白细胞渗出：主要包括白细胞边集、附壁、游出、趋化作用和吞噬作用
增生：是指在致炎因子、组织崩解产物等刺激下，炎症局部细胞增殖，细胞数目增多	增生的细胞主要有成纤维细胞、血管内皮细胞、上皮细胞及巨噬细胞等

2. 常见炎症介质的种类及作用见表 5-2。

表 5-2 炎症介质的种类和作用

炎症介质种类	炎症介质来源	血管扩张	血管通透性	趋化作用	组织损伤	发热	疼痛
组胺	肥大细胞、血小板	+	+				
5-羟色胺	肥大细胞、血小板	+	+				
前列腺素	细胞质膜磷脂成分	+	+	+		+	+
白细胞三烯	白细胞、肥大细胞		+	+			
溶酶体成分	中性粒细胞		+	+	+		
淋巴因子	T淋巴细胞	+	+	+			
缓激肽	血浆蛋白质	+	+				+
补体 C_{3a}、C_{5a}	补体系统		+	+			
纤维蛋白多肽	凝血系统		+	+	+		
纤维蛋白降解产物	纤溶系统		+	+			

3. 渗出液与漏出液的区别　见表 5-3。

表 5-3 渗出液和漏出液的区别

鉴别要点	渗出液	漏出液
原因	炎症	非炎症
蛋白量	> 25g/L	< 25g/L
细胞数	> 0.50×10^9/L	< 0.10×10^9/L
比重	> 1.020	< 1.012
黏蛋白试验	阳性	阴性
凝固性	能自凝	不能自凝
透明度	混浊	澄清

4. 渗出液对机体重要的防御作用　表现为：①稀释和中和毒素，减轻毒素对局部组织的损伤作用；②为局部浸润的白细胞带来营养物质和运走代谢产物；③渗出液中所含的抗体和补体有利于消灭病原体和中和毒素；④渗出液中的纤维素交织成网，不仅可限制病原微生物的扩散，还有利于白细胞吞噬消灭病原体，在炎症后期的纤维素网架可成为修复的支架，有利于修复；⑤渗出液中的病原微生物和毒素，随淋巴液到达局部淋巴结，可刺激机体产生细胞免疫和体液免疫。

5. 常见炎症细胞的种类、功能及临床意义　见表 5-4。

表 5-4　常见炎症细胞的种类、功能及临床意义

炎细胞类别	来源及形态特征	功能	临床意义
中性粒细胞	来源于血液；核分叶状，2～5叶，胞质内有中性颗粒	运动活跃，吞噬力较强；崩解后释放各种酶和内源性致热源	多见于急性炎症、炎症早期和化脓性炎症
单核细胞及巨噬细胞	来源于血液和组织；体积大，胞质丰富，核椭圆或肾形	运动及吞噬力很强；能吞噬中性粒细胞不易吞噬的非化脓菌、较大组织碎片、异物，可演变为类上皮细胞、多核巨细胞、泡沫细胞	常见于急性炎症后期、慢性炎症、非化脓性炎症（结核、伤寒）、病毒和寄生虫感染等
嗜酸粒细胞	来源于血液；核分叶少或杆状，胞质内有酸性颗粒	运动能力弱，具有一定吞噬力；吞噬抗原抗体免疫复合物	常见于寄生虫感染、变态反应性疾病
淋巴细胞	来源于血液及淋巴组织；体积小，圆形，胞质很少	T 细胞参与细胞免疫，致敏后产生淋巴因子，杀伤靶细胞；B 细胞在抗原刺激下转变为浆细胞，产生抗体参与体液免疫反应	多见于慢性炎症，亦见于病毒、立克次体和某些细菌感染等
浆细胞	由 B 淋巴细胞转变而来；椭圆形，核圆、偏于细胞一侧	参与免疫反应	见于慢性炎症
嗜碱粒细胞	来源于血液及结缔组织；胞质内含嗜碱颗粒	受炎症刺激时细胞脱颗粒，释放肝素、组胺、5-羟色胺	见于变态反应性疾病

第 3 节　炎症的局部表现和全身反应

1. 炎症的局部表现　红、肿、热、痛、功能障碍（表 5-5）。
2. 炎症的全身反应　发热、血液中白细胞的变化、单核-吞噬细胞系统增生、实质器官病变（表 5-5）。

表 5-5 炎症的局部表现和全身反应

炎症的局部表现	炎症的全身反应
红：炎症早期由于动脉性充血，局部血液内氧合血红蛋白增多，呈鲜红色；随着炎症的发展，出现静脉性淤血，局部血液内还原血红蛋白增多，呈暗红色	发热：发热是疾病发生发展的重要信号，尤其是病原微生物感染，常常引起发热，不同炎症，其热型往往不同
肿：急性炎症时由于局部充血，液体渗出使局部肿胀；慢性炎症时局部组织增生引起肿胀	血液中白细胞的变化：炎症时，各种致炎因子、炎症代谢产物等刺激骨髓，使白细胞生成增多。从而使外周血液中白细胞计数增多，尤其是细菌感染引起的炎症。血液中白细胞计数可达 $(15\sim20)\times10^9/L$，若达到 $(40\sim100)\times10^9/L$，则称类白血病反应。在严重感染时，血液中相对不成熟的杆状核中性粒细胞所占比例增加（>5%），即临床上所称的"核左移"
热：由于动脉性充血，血流加快，代谢增强，产热增多所致	单核-吞噬细胞系统增生：炎症时，单核-巨噬细胞系统增生，吞噬、降解病原体能力增强，T淋巴细胞释放淋巴因子和B淋巴细胞形成抗体增加，患者主要表现为淋巴结、肝、脾大等
痛：疼痛的原因：①局部组织分解代谢增强，造成 H^+、K^+ 等增多，刺激神经末梢；②炎症时组织内产生的炎症介质（前列腺素、缓激肽、5-羟色胺等）的致痛作用；③局部肿胀，组织张力增高，压迫或牵拉神经末梢，引起疼痛	实质器官病变：较严重的炎症，由于病原微生物、毒素、发热和局部血液循环障碍等因素的影响，心、肝、肾等器官的实质细胞发生不同程度的变性、坏死、代谢和功能障碍
功能障碍：实质细胞变性、坏死，代谢障碍；渗出物压迫、阻塞；局部疼痛引起的保护反应等；均可导致组织器官功能障碍	

第4节 炎症的类型及病变特点

1. 炎症的类型 见图 5-1。

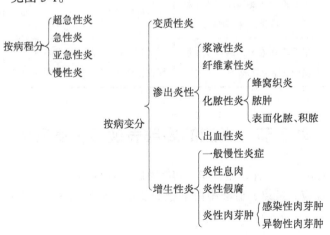

图 5-1 炎症的类型

2. 急性炎 起病急，病程短，一般数天至一个月，临床症状明显。病变以变质和渗出为主，而增生相对轻微。浸润的炎细胞主要为中性粒细胞。急性炎在临床上一般分为变质性炎、渗出性炎和增生性炎。

（1）变质性炎：以局部组织细胞的变性、坏死为主，而渗出和增生的变化轻微。常见于重症感染和中毒等。多发于心、肝、脑、肾等实质性器官，主要为实质细胞的变性和坏死。如急性重型肝炎时，由于肝细胞大面积坏死引起严重的肝功能障碍。

（2）渗出性炎：以渗出病变为主，炎症灶内有大量渗出物，而变质和增生变化轻微。多呈现急性经过。根据渗出物成分不同常分为浆液性炎、纤维素性炎、化脓性炎、出血性炎四种类型（表5-6）。

表5-6 急性渗出性炎症的类型及特点

急性渗出性炎的类型	病变特点	好发部位
浆液性炎	以浆液渗出为主，渗出物主要是血浆成分，含有3%～5%的蛋白质，以清蛋白为主，混有少量中性粒细胞和纤维素	常发生于皮肤、黏膜、浆膜及疏松结缔组织等处。如皮肤Ⅱ度烧伤形成的水疱、毒蛇咬伤、结核性胸膜炎导致的胸膜腔积液等
纤维素性炎	以大量纤维素渗出为主要特征	黏膜的纤维素性炎：常见于肠、咽、喉、气管表面，如细菌性痢疾、白喉等形成假膜性炎
		浆膜的纤维素性炎：常见于胸膜、腹膜和心包膜等形成绒毛心
		肺的纤维素性炎：常见于大叶性肺炎时，大量的纤维素渗出到肺泡腔形成肺实变
化脓性炎	以大量中性粒细胞渗出为主，并伴有不同程度的组织坏死和脓液形成	表面化脓和积脓：发生在黏膜或浆膜表面的化脓性炎，其特点为黏膜或浆膜表面有脓液覆盖，深部组织没有明显的炎细胞浸润
		蜂窝织炎：指发生在疏松结缔组织的弥漫化脓性炎症。常发生于皮肤、肌肉和阑尾等部位，多由溶血性链球菌感染引起
		脓肿：指组织内局限性化脓性炎症，多由金黄色葡萄球菌感染引起
出血性炎	炎症局部组织血管壁损伤严重，渗出物中含有大量红细胞的炎症	常见于钩端螺旋体病、流行性出血热和鼠疫等传染病

（3）增生性炎：是指病理变化以增生病变为主的炎症，多见于慢性炎，但也有少数属于急性炎的，如急性肾小球肾炎，伤寒病等。

3. 慢性炎 起病缓慢，病程长，多在6个月，甚至达数年以上的炎症，局部病变常以增生为主，而变质和渗出较轻。慢性炎包括一般慢性炎症和肉芽肿性炎。

第5节 急性炎的结局

1. 炎症的结局　包括痊愈、迁延不愈、蔓延扩散。
2. 蔓延扩散的方式　包括局部蔓延、淋巴道扩散和血道扩散。血道扩散的后果见表5-7。

表5-7　血道扩散的后果

血道扩散的后果	概念
菌血症	指炎症局部病灶内的细菌经血道或淋巴管侵入血液。从血液中可查到细菌，但全身无中毒症状
毒血症	是指细菌毒素或代谢产物被吸收入血。临床上出现寒战、高热等中毒症状，同时伴有心、肝、肾等实质细胞变性或坏死。严重时出现中毒性休克但血培养阴性。
败血症	是指炎症局部病灶内的细菌侵入血液后，大量生长繁殖并产生毒素。临床表现除有寒战、高热等全身中毒症状外，还有皮肤、黏膜的多发性出血斑点，脾及全身淋巴结肿大等，血中可培养出病原菌
脓毒败血症	由化脓性细菌引起的败血症。除有败血症的症状外，还可在全身一些器官中如肝、肾、脑、肺等部位出现多发性脓肿

【巩固练习，决胜考场】

一、名词解释

1. 炎症
2. 变质
3. 渗出
4. 趋化作用
5. 窦道
6. 炎性息肉
7. 假膜性炎
8. 脓肿
9. 蜂窝织炎
10. 绒毛心
11. 溃疡
12. 瘘管
13. 炎症介质
14. 炎性假瘤
15. 肉芽肿性炎
16. 化脓性炎

二、填空题

1. 炎症的基本病理变化包括_____、_____、_____。
2. 炎症局部临床表现为_____、_____、_____、_____、_____。
3. 液体渗出的机制是_____、_____、_____。
4. 中性粒细胞常见于_____炎和_____炎。
5. 淋巴细胞、浆细胞常见于_____炎症。
6. 嗜酸性粒细胞常见于_____和_____。
7. 炎性增生的细胞成分主要是_____、_____、_____等。
8. 炎症的全身表现有_____、_____、_____、_____。
9. 纤维素性炎以渗出物中含有大量_____为特点。
10. 发生在黏膜的纤维素性炎，又称_____。
11. 假膜的组成成分包括_____、_____、_____。
12. 蜂窝织炎常发生于_____、_____、_____。
13. 一般来说，炎症的基本病变早期以_____和_____为主，而后期以_____为主。
14. 在组织内局限性化脓性炎称_____，组织内弥漫性化脓性炎则称_____。
15、急性炎时，白细胞经血管内渗出到炎症灶内发挥作用往往经历_____、_____、_____三个阶段。

16. 根据病因大致可将肉芽肿分为_____和_____两大类。
17. 炎症时具有吞噬能力的细胞主要有_____和_____两种炎细胞。
18. 作为一种以防御为主的局部反应的炎症过程，其核心是_____反应，从而带来_____和_____渗出性变化。
19. 急性炎结局可归纳为_____、_____和_____。
20. 炎症蔓延和扩散主要通过_____、_____和_____两种方式。
21. 炎症时，局部液体渗出的最主要原因和机制是_____，而白细胞的浸润与_____有关。
22. 纤维素性炎好发于_____、_____、_____。
23. 炎症病灶中炎细胞吞噬和杀伤细菌的步骤为_____、_____、_____。

三、选择题

A型题

1. 急性炎时局部组织肿胀，主要原因是（　　）
   A. 动脉充血　　　　B. 静脉阻塞
   C. 富于蛋白的液体渗出　D. 组织增生
   E. 以上都不是
2. 在慢性炎组织中，哪种细胞最多见（　　）
   A. 中性粒细胞　　　B. 嗜酸性粒细胞
   C. 淋巴细胞　　　　D. 肥大细胞
   E. 嗜碱性粒细胞
3. 在寄生虫感染引起的炎症组织内哪种细胞多见（　　）
   A. 中性粒细胞　　　B. 嗜酸性粒细胞
   C. 单核巨噬细胞　　D. 淋巴细胞
   E. 浆细胞
4. 细菌性痢疾属于下列哪一种炎症（　　）
   A. 纤维素性炎　　　B. 浆液性炎
   C. 化脓性炎　　　　D. 出血性炎
   E. 卡他性炎
5. 以大量中性粒细胞渗出为主的炎症是（　　）
   A. 假膜性炎　　　　B. 浆液性炎
   C. 化脓性炎　　　　D. 卡他性炎

   E. 出血性炎
6. 炎症时中性粒细胞游出是由于（　　）
   A. 血管壁通透性增强
   B. 血管内皮破坏
   C. 毛细血管基底膜破坏
   D. 血管内静水压增高
   E. 以上都不是
7. 假膜性炎是指（　　）
   A. 浆膜发生的纤维素性炎
   B. 浆膜发生的化脓性炎
   C. 黏膜发生的纤维素性炎
   D. 黏膜发生的化脓性炎
   E. 黏膜发生的坏死性炎
8. 炎症早期导致液体渗出的原因是（　　）
   A. 淋巴液引流不畅
   B. 血管内流体静压升高
   C. 血管内胶体渗透压下降
   D. 毛细血管基底膜损伤
   E. 微血管内皮细胞间连接分离（裂隙扩大）
9. 炎症时渗出的纤维素是指下列哪种成分（　　）
   A. 纤维组织　　　　B. 纤维蛋白
   C. 纤维细胞　　　　D. 纤维蛋白原
   E. 胶原纤维
10. 纤维素性炎见于（　　）
    A. 急性肝炎　　　　B. 急性阑尾炎
    C. 急性扁桃体炎　　D. 大叶性肺炎
    E. 中毒性痢疾
11. 急性炎时，炎区首先出现的变化是（　　）
    A. 血流缓慢，轴流变宽
    B. 白细胞附壁
    C. 白细胞游出
    D. 白细胞吞噬
    E. 白细胞粘集
12. 炎症的防御反应主要表现在炎症的局部病灶有（　　）
    A. 增生性变化　　　B. 血管扩张充血
    C. 炎细胞浸润　　　D. 肉芽组织形成
    E. 纤维化
13. 感染性肉芽肿的特征性细胞成分是（　　）

A. 单核巨噬细胞及中性粒细胞

B. 嗜酸性粒细胞及浆细胞

C. 朗汉斯巨细胞及类上皮细胞

D. 中性粒细胞及单核细胞

E. 异物巨细胞及淋巴细胞

14. 炎症的本质是（　　）

A. 以损伤为主的反应

B. 出现红、肿、热、痛及功能障碍

C. 以防御为主的病理过程

D. 局部组织发生变质、渗出、增生

E. 以上都不是

15. 炎症过程中最早发生的血管变化是（　　）

A. 小动脉缓慢

B. 小静脉扩张，血流加快

C. 血管通透性增加

D. 毛细血管扩，血流淤滞

E. 小动脉短暂痉挛，血流减少

16. 炎症介质的主要作用是（　　）

A. 局部氢离子浓度升高

B. 组织分解代谢增强

C. 细胞酶系统障碍

D. 血管壁通透性增加

E. 组织间液渗透压增高

17. 肉芽肿性炎的主要炎症细胞是（　　）

A. 中性粒细胞　　　B. 巨噬细胞

C. 嗜酸性粒细胞　　D. 淋巴细胞及浆细胞

E. 肉芽组织中的纤维母细胞

18. 炎症的基本病变是（　　）

A. 组织细胞的变性坏死

B. 组织的炎性充血和水肿

C. 变质、渗出、增生

D. 红、肿、热、痛、功能障碍

E. 周围血液中白细胞增多和体温升高

19. 下列有关炎症的理解，哪项不正确（　　）

A. 血管反应是炎症的中心环节

B. 机体损伤的任何因素均可作为致炎因子

C. 炎症对机体有利，又有潜在危害性

D. 凡是炎症都应该运用抗生素抗炎

E. 炎症既有局部反应，又有全身反应

20. 金黄色葡萄球菌感染最常引起（　　）

A. 蜂窝织炎　　　　B. 脓肿

C. 纤维素性炎　　　D. 假膜性炎

E. 出血性炎

21. 急性炎的重要形态学标志是（　　）

A. 炎区内有巨噬细胞聚集

B. 炎区内有中性粒细胞浸润

C. 炎区内有纤维母细胞增生

D. 炎区内有静脉扩张、充血

E. 炎区内有水肿液

22. 有关蜂窝织炎的叙述，下列哪项是错误的（　　）

A. 常发生于疏松组织内

B. 常由溶血性链球菌引起

C. 透明质酸酶和链激酶溶解组织的结果

D. 病灶内有局限的中性粒细胞聚集

E. 痊愈后一般不留痕迹

X 型题

1. 炎症病灶中纤维蛋白的有利作用是（　　）

A. 引起血液凝固

B. 有利于阻遏细菌扩散

C. 有利于白细胞发挥吞噬作用

D. 有利于组织增生

E. 发生机化，引起组织粘连

2. 渗出液的特点是（　　）

A. 蛋白质含量高（2.5g% 以上）

B. 混浊能自凝

C. 比重在 1.018 以上

D. 细胞数目较多（＞500 个 /mm^3）

E. 澄清不能自凝

3. 炎症过程中，液体渗出的原因主要是（　　）

A. 血管壁通透性增高

B. 血管内流体静压升高

C. 局部组织内渗透压升高

D. 淋巴循环障碍

E. 炎症引起血管破损

4. 属于化脓性病变的是（　　）

A. 嗜酸性脓肿　　　B. 阿米巴脓肿

C. 疖和痈　　　　　D. 肺脓肿

E. 大叶性肺炎

5. 蜂窝织炎之所以不局限是由于（　　）
　　A. 发生于疏松组织
　　B. 组织内血管丰富渗出明显
　　C. 细菌分泌透明质酸酶
　　D. 无肉芽组织包裹
　　E. 大量嗜酸性粒细胞浸润
6. 下列病变中哪些是属于感染性肉芽肿（　　）
　　A. 结核结节　　　B. 麻风肉芽肿
　　C. 梅毒树胶肿　　D. 霍奇金肉芽肿
　　E. 矽结节
7. 在急性炎中，中性粒细胞的主要活动和作用是（　　）
　　A. 附壁
　　B. 穿出血管，作阿米巴样运动
　　C. 传递信息，参与免疫反应
　　D. 吞噬作用
　　E. 阳性趋化作用
8. 纤维素性炎常发生于（　　）
　　A. 浆膜　　　　　B. 肝
　　C. 肺　　　　　　D. 黏膜
　　E. 脾
9. 急性炎反应的特征性改变（　　）
　　A. 炎性充血　　　B. 炎性出血
　　C. 炎性渗出　　　D. 炎性浸润
　　E. 炎性增生
10. 炎性渗出对局部炎症反应的意义在于（　　）
　　A. 稀释和带走有害物质
　　B. 提供补体、抗体及营养物
　　C. 形成纤维蛋白网架有利于恢复
　　D. 可能引起组织粘连
　　E. 可能加重血液循环障碍
11. 属于浆液性炎的病变有（　　）
　　A. 喉炎引起的声带水肿
　　B. 病毒引起的黏膜疱疹
　　C. 血吸虫肝病引起的腹腔积液
　　D. 有水疱形成的Ⅱ度烫伤
　　E. 结核病引起的胸腔积液
12. 假膜性炎常见于（　　）

　　A. 大叶性肺炎　　B. 小叶性肺炎
　　C. 细菌性痢疾　　D. 白喉
　　E. 风湿性心包炎
13. 炎症灶内的巨噬细胞在不同的致炎因子作用下可转变成（　　）
　　A. 上皮样细胞　　B. 泡沫细胞
　　C. 朗汉斯巨细胞　D. 伤寒细胞
　　E. 异物性多核巨细胞
14. 参与免疫反应的炎细胞是（　　）
　　A. 中性粒细胞　　B. 巨噬细胞
　　C. 嗜酸性粒细胞　D. 淋巴细胞
　　E. 浆细胞

四、判断题（正确的画"√"，错误的画"×"）

1. 最常见的致炎因子是物理性因子。（　　）
2. 炎症的本质是以防御为主的病理过程。（　　）
3. 急性炎反应过程中，中性粒细胞最先渗出。（　　）
4. 炎症反应的核心是变质。（　　）
5. 趋化作用是指白细胞的定向游走。（　　）
6. 溶血性链球菌感染最常引起的是蜂窝织炎。（　　）
7. 假膜性炎的特征性渗出物是浆液。（　　）
8. 肛门周围深部脓肿一般容易发生瘘管。（　　）
9. 炎症最主要的特征表现是增生。（　　）
10. 慢性炎组织灶内浸润的主要细胞是淋巴细胞。（　　）

五、简答题

1. 简述渗出液的防御作用。
2. 说明变质、渗出、增生三者在炎症中的辨证关系。
3. 试比较漏出液和渗出液的区别。
4. 何谓化脓性炎？比较脓肿与蜂窝织炎的区别。
5. 试述炎症时血液中白细胞的变化及其意义。
6. 试述炎症白细胞渗出的过程及意义。
7. 试述炎症的结局。
8. 简述炎症的局部表现和全身表现。

（王志慧）

第 6 章　肿　瘤

【提炼精华，突显考点】

第 1 节　肿瘤的概念

1. 肿瘤　是机体在各种致瘤因素作用下，局部组织的细胞在基因水平上失去对其生长的正常调控，导致克隆性异常增生而形成的新生物。
2. 肿瘤性增生与非肿瘤性增生的区别　见表 6-1。

表 6-1　肿瘤性增生与非肿瘤性增生的区别

鉴别要点	肿瘤性增生	非肿瘤性增生
性质	非机体生存所需	机体生存所需
组织分化程度	不成熟（低）	成熟（高）
生长限制性	无	有
浸润和转移	可有	无

第 2 节　肿瘤的特性

1. 肿瘤的一般形态　形状、体积、颜色、质地、数目。
2. 肿瘤的组织结构　见表 6-2。

表 6-2　肿瘤的组织结构

	肿瘤实质	肿瘤间质
定义	肿瘤实质是肿瘤细胞的总称，是肿瘤的最重要、最主要的成分	各种肿瘤间质组成基本相同，一般由结缔组织，血管及淋巴细胞等组成，不具特异性
意义	①各种肿瘤的组织来源； ②肿瘤的分类、命名和组织学诊断； ③肿瘤的良、恶性和肿瘤的恶性程度； ④肿瘤的生物学特点及每种肿瘤的特殊性	①支架及营养等作用； ②机体抗肿瘤免疫反应； ③促进肿瘤的生长、浸润和转移； ④限制肿瘤扩散
二者关系	①皮组织的肿瘤，实质与间质分界清楚； ②间叶组织的肿瘤，实质与间质分界不清楚	

3. 肿瘤的异型性　见表 6-3。

表 6-3　肿瘤的异型性

分化程度	异型性	恶性程度
高	小	低
中	较大	中
低	大	高
未分化	显著	很高

4. 肿瘤的生长方式　①膨胀性生长；②外生性生长；③浸润性生长。

5. 肿瘤的扩散

（1）直接蔓延：指癌瘤细胞连续浸润性生长到邻近组织或器官，如肺癌侵入胸腔，子宫颈癌侵入膀胱或直肠。浸润指癌瘤细胞可突破基底膜向邻近间隙呈树根或蟹足样生长，是恶性肿瘤的生长特点。

（2）转移：癌瘤细胞从原发部位（原发瘤）分离脱落侵入一定的腔道（淋巴管、血管、体腔）被带到另一部位，并生长成与原发瘤同种类型的肿瘤（转移瘤或继发瘤），这个过程称为转移。相当于肿瘤"搬家"。

6. 转移的主要途径

（1）淋巴道转移：是癌的主要转移途径。

（2）血道转移：是肉瘤的主要转移途径。

（3）种植性转移：胃肠癌细胞可以突破浆膜脱落，像撒种子一样种植到腹腔脏器。

7. 肿瘤的分级

Ⅰ级：分化良好，属低度恶性。

Ⅱ级：为分化中等，属中度恶性。

Ⅲ级：为分化低的，属高度恶性。

8. 肿瘤的分期（TNM 分期系统）

T：肿瘤原发灶，$T_1 \sim T_4$。

N：淋巴结受累，$N_0 \sim N_3$。

M：血行转移。

9. 肿瘤的代谢特点

（1）核酸代谢：DNA 和 RNA 均合成增加。

（2）蛋白质代谢：包括肿瘤特异抗原和肿瘤胚胎性抗原如 AFP。

（3）糖代谢：大部分以无氧糖酵解为主。

（4）酶的改变：较复杂。

第 3 节　肿瘤对机体的影响

肿瘤对机体的影响见表 6-4。

表 6-4 肿瘤对机体的影响

	良性肿瘤	恶性肿瘤
对机体的影响	小，主要引起局部组织压迫和阻塞	大，除压迫阻塞外，可破坏器官组织继发出血、感染，晚期出现恶病质

第4节 良性肿瘤与恶性肿瘤的区别

良性肿瘤与恶性肿瘤的区别见表6-5。

表 6-5 良性肿瘤与恶性肿瘤的区别

鉴别要点	良性肿瘤	恶性肿瘤
分化程度	分化成熟，异型性小，与起源组织相似	分化不成熟，异型性大，与起源组织不相似
核分裂象	少或无	多见，可见病理性核分裂象
生长速度	缓慢	较快
生成方式	膨胀性生长或外生性生长，前者常有包膜，分界清楚，可推动	浸润性生长或外生性生长，无包膜，境界不清楚，多数不能推动
继发性改变	较少发生坏死，出血	常发生坏死、出血，溃疡
转移	不转移	常有转移
复发	很少复发	易复发
对机体的影响	较小，主要引起局部组织压迫和阻塞作用	较大，除压迫阻塞外，可破坏器官组织继发出血、感染，晚期出现恶病质

第5节 肿瘤的命名和分类

肿瘤的命名与分类见表6-6。

表 6-6 肿瘤的命名

肿瘤类别	命名原则	举例
良性肿瘤	部位+组织来源+瘤	纤维瘤、腺瘤、畸胎瘤、囊腺瘤等
上皮性恶性肿瘤	部位+组织来源+癌	鳞状细胞癌、腺癌、肝细胞性肝癌等
间叶性恶性肿瘤	部位+组织来源+肉瘤	纤维肉瘤、横纹肌肉瘤、骨肉瘤等
幼稚组织肿瘤	组织来源+母细胞瘤	神经母细胞瘤、骨母细胞瘤、肌母细胞瘤等
习惯性命名	以"人名""病"命名的恶性肿瘤 以"瘤"命名的恶性肿瘤	白血病、霍奇金病、尤文肉瘤等、精原细胞瘤、骨髓瘤、黑色素瘤等

第6节 癌前病变、异型增生及原位癌

1. 癌前病变（疾病） 是指某些具有癌变潜在可能的良性病变（或疾病）。它可以是获得性的或者是遗传性的。包括黏膜白斑、慢性子宫颈炎和宫颈糜烂、纤维囊性乳腺病、结肠及直肠

息肉状腺瘤、慢性萎缩性胃炎伴肠上皮化生及胃溃疡、慢性溃疡性结肠炎、皮肤慢性溃疡、肝硬化等。

2. 异型增生、原位癌及上皮内瘤变的关系　见表6-7。

表6-7　异型增生、原位癌及上皮内瘤变的关系

累及范围	累及上皮层的下1/3	累及上皮层的下2/3	累及上皮层的2/3以上	累及上皮的全层
异型增生和原位癌	轻度（Ⅰ级）	中度（Ⅱ级）	重度（Ⅲ级）	原位癌
上皮内瘤变	Ⅰ级	Ⅱ级	Ⅲ级	

第7节　常见肿瘤举例

1. 上皮组织肿瘤
（1）上皮组织良性肿瘤：乳头状瘤、腺瘤。
（2）上皮组织恶性肿瘤：鳞状细胞癌、腺癌、基底细胞癌、尿路上皮癌。
2. 间叶组织肿瘤
（1）间叶组织良性肿瘤：纤维瘤、脂肪瘤、平滑肌瘤、脉管瘤。
（2）间叶组织恶性肿瘤：纤维肉瘤、骨肉瘤。
3. 其他组织肿瘤　恶性淋巴瘤、白血病、黑色素瘤。

第8节　癌与肉瘤的区别

癌与肉瘤的区别见表6-8。

表6-8　癌与肉瘤的区别

鉴别要点	癌	肉瘤
组织来源	上皮组织	间叶组织
发病率	较常见，约为肉瘤的9倍	较少见
好发年龄	多见于中老年人	多见于青年人
大体特点	质较硬、色灰白、较干燥	质软、色灰红、湿润、鱼肉状
组织学特征	多形成癌巢，实质与间质分界清楚，纤维组织常有增生	肉瘤细胞多弥漫分布，实质与间质分界不清，间质内血管丰富，纤维组织少
网状纤维	癌细胞间多无网状纤维	肉瘤细胞间多有网状纤维
转移	多经淋巴道转移	多经血道转移

【巩固练习，决胜考场】

一、名词解释
1. 肿瘤　　2. 异型性　　3. 转移　　4. 癌　　5. 肉瘤　　6. 癌前病变

7. 原位癌
8. 早期浸润癌
9. 恶病质
10. 副肿瘤综合征
11. 癌巢
12. 角化珠
13. 癌基因

二、填空题
1. 肿瘤组织是由_____和_____两部分构成。
2. 肿瘤的实质是_____，根据肿瘤的实质形态来识别肿瘤的_____，根据分化程度来判断肿瘤的_____。
3. 肿瘤的异型性包括_____和_____两个方面。肿瘤的异型性与分化成熟程度有密切关系，瘤细胞分化程度高，异型性　，瘤细胞分化程度越低，说明异型性_____。
4. 肿瘤的生长方式有_____、_____、_____三种。
5. 恶性肿瘤的转移途径有_____、_____和_____。
6. 肿瘤的命名原则一般是根据_____和_____来命名。
7. 起源于上皮组织的恶性肿瘤称为_____，起源于间叶组织的恶性肿瘤称为_____。
8. 起源于鳞状上皮的恶性肿瘤称_____，根据分化程度可分为_____级。
9. 瘤细胞侵入体循环静脉，多转移到_____；瘤细胞侵入门静脉系统，首先转移到_____。
10. 良性肿瘤对机体的影响主要为_____和_____。
11. 腺上皮癌根据分化程度和形态分为_____、_____和_____。
12. 单纯癌是低分化腺癌，癌细胞不构成_____，而呈现_____或_____排列。如癌巢小而少，间质多者，称_____；癌巢较大而多，间质少者，称_____。
13. 起源于平滑肌组织的良性肿瘤称_____，最多见于_____，其次为_____。
14. 起源于骨组织的恶性肿瘤称为_____，好发于_____，尤以_____和_____最多。X线上显示_____和_____对其诊断具有重要意义。
15. 淋巴瘤是起源于_____和_____的淋巴组织的恶性肿瘤。根据病理组织学形态可分为_____和_____两大类。
16. 白血病是_____发生的恶性肿瘤。在周围血液检查白细胞总数_____，幼稚的白细胞_____。

三、选择题
A型题
1. 决定肿瘤良、恶性的主要依据是（　　）
   A. 肿瘤的大小　　　　B. 肿瘤的外形
   C. 肿瘤细胞的形态　　D. 肿瘤的复发
   E. 肿瘤的生长速度
2. 良、恶性肿瘤的根本区别在于（　　）
   A. 生长部位　　　　　B. 肿瘤细胞的异型性
   C. 有无完整包膜　　　D. 间质的多少
   E. 有无坏死、出血
3. "癌症"是指（　　）
   A. 起源于上皮组织的恶性肿瘤
   B. 起源于间叶组织的恶性肿瘤
   C. 良、恶性肿瘤的统称
   D. 分化差的肿瘤
   E. 所有的恶性肿瘤
4. 起源于上皮组织的恶性肿瘤称（　　）
   A. 癌症　　　　　　　B. 类癌
   C. 癌　　　　　　　　D. 肉瘤
   E. 恶性上皮瘤
5. 起源于纤维组织的恶性肿瘤称为（　　）
   A. 恶性纤维瘤　　　　B. 纤维肉瘤
   C. 纤维　　　　　　　D. 纤维瘤恶性变
   E. 纤维母细胞瘤癌
6. 癌的转移方式主要为（　　）
   A. 血道转移　　　　　B. 淋巴道转移
   C. 种植性转移　　　　D. 神经束衣转移
   E. 组织间隙转移
7. 癌与肉瘤的根本区别在于（　　）
   A. 发生的年龄　　　　B. 转移途径
   C. 生长的速度　　　　D. 对机体的危害性
   E. 组织来源

8. 原位癌是指（ ）
   A. 原发部位的癌
   B. 癌细胞仅在上皮层内，未突破基底的癌
   C. 没有发生转移的癌
   D. 早期癌
   E. 光镜下才能见到的微小癌
9. 恶性肿瘤细胞分化程度越高，说明（ ）
   A. 恶性程度越高   B. 危害性越大
   C. 转移越早   D. 预后越差
   E. 异型性越小
10. 恶性肿瘤分级的依据是（ ）
    A. 分化程度高低   B. 浸润的范围
    C. 有无转移   D. 对机体的危害程度
    E. 原发瘤的大小
11. 单纯癌是指（ ）
    A. 癌细胞形态单一
    B. 对机体危害较小
    C. 低分化腺癌，癌细胞不构成腺体结构
    D. 只局限在原发部位，没有发生转移
    E. 只有一种肿瘤实质成分
12. 下列哪项是恶性肿瘤（ ）
    A. 血管瘤   B. 尤因肉瘤
    C. 脂肪瘤   D. 纤维瘤
    E. 淋巴管瘤
13. 交界性肿瘤是指（ ）
    A. 介于良、恶性肿瘤之间的肿瘤
    B. 具有癌和肉瘤结构的肿瘤
    C. 具有癌变潜在可能性的良性肿瘤
    D. 发生在表皮与真皮交界部位的肿瘤
    E. 介于高分化与低分化之间恶性肿瘤
14. 畸胎瘤是指（ ）
    A. 胎儿畸形导致的肿瘤
    B. 由两个或三个胚层组织构成的肿瘤
    C. 先天性因素所致的肿瘤
    D. 不是真正的肿瘤
    E. 胎儿体内发生的肿瘤
15. 肺转移性肝癌是指（ ）
    A. 肝癌转移至肺
    B. 肺癌转移至肝
    C. 肺癌和肝癌相互转移
    D. 肺癌和肝癌转移到它处
    E. 它处癌转移到肝和肺
16. 下列哪一项应命名为癌（ ）
    A. 起源于淋巴组织的恶性肿瘤
    B. 起源于神经组织的恶性肿瘤
    C. 起源于骨组织的恶性肿瘤
    D. 起源于基底细胞的恶性肿瘤
    E. 起源于造血组织的恶性肿瘤
17. 有关鳞状细胞癌Ⅰ级正确的描述是（ ）
    A. 癌巢清楚，细胞间桥存在，常有癌珠
    B. 癌巢欠清，细胞间桥存在，无癌珠
    C. 癌巢不清，无细胞间桥，无癌珠
    D. 癌巢呈大片状，仍有鳞状上皮的某些特点
    E. 癌细胞突破基底膜仅 5mm 之内
18. 癌前病变的正确说法是（ ）
    A. 具有癌变潜在可能性的良性肿瘤
    B. 具有癌变潜在可能性的良性病变
    C. 已发生癌变的良性病变
    D. 癌变前的肿瘤
    E. 可能会发生转移的癌
19. 下列哪一项是癌前病变（ ）
    A. 炎性假瘤
    B. 结肠腺瘤样息肉病
    C. 畸胎瘤
    D. 皮下脂肪瘤
    E. 子宫平滑肌瘤
20. 对霍奇金淋巴瘤具有诊断意义的细胞是（ ）
    A. 嗜酸性粒细胞   B. 镜影细胞
    C. 异物巨细胞   D. 类上皮细胞
    E. 淋巴母细胞
21. 下列哪项应称为肉瘤（ ）
    A. 起源于子宫黏膜上皮的恶性肿瘤
    B. 起源于生殖细胞的恶性肿瘤
    C. 起源于肝细胞的恶性肿瘤
    D. 起源于鳞状上皮的恶性肿瘤
    E. 起源于平滑肌组织的恶性肿瘤
22. 癌细胞多层排列，构成大小不等形态不一的腺体结构，诊断为（ ）

A. 印戒细胞癌 　　　　　B. 囊腺癌
C. 胶样癌 　　　　　　　D. 单纯癌
E. 腺癌

23. 下列哪种肿瘤为良性瘤（　　）
A. 白血病 　　　　　　　B. 神经母细胞瘤
C. 骨母细胞瘤 　　　　　D. 尤因肉瘤
E. 骨髓瘤

24. 平滑肌瘤最常发生于（　　）
A. 血管 　　　　　　　　B. 子宫
C. 骨 　　　　　　　　　D. 肠道
E. 食管

25. 肉瘤是指（　　）
A. 由平滑肌发生的恶性肿瘤
B. 由间叶组织发生的肿瘤
C. 由间叶组织发生的恶性肿瘤
D. 由间质发生的恶性肿瘤
E. 由纤维组织发生的恶性肿瘤

26. 鳞状上皮非典型性增生Ⅲ级的标准是（　　）
A. 异型增生的上皮细胞不超过上皮全层的1/3
B. 异型增生的上皮细胞不超过上皮全层的2/3
C. 异型增生的上皮细胞超过上皮全层的2/3，未达全层
D. 异型增生的上皮细胞已达上皮全层
E. 异型基底细胞增生达三层

27. 燃烧的卷烟产生哪种化学物质与肺癌关系最密切（　　）
A. 芳香胺类化合物 　　　B. 亚硝胺类化合物
C. 多环芳烃类化合物 　　D. 霉菌毒素
E. 氨基偶氮类化合物

28. 正常细胞转变为肿瘤细胞的关键步骤为（　　）
A. 原癌基因激活 　　　　B. 免疫功能降低
C. 癌基因失活 　　　　　D. 内分泌失调
E. 抗癌基因激活

X型题

1. 对肿瘤组织结构的描述，正确的是（　　）
A. 肿瘤的实质就是瘤细胞
B. 任何肿瘤只有一种实质成分
C. 可有两种或两种以上实质
D. 肿瘤实质和间质都具有特异性
E. 根据实质的形态识别组织来源

2. 对肿瘤异型性的描述，正确的是（　　）
A. 异型性的大小是判断良恶性肿瘤的主要依据
B. 恶性肿瘤的异型性越大，说明分化程度越高
C. 恶性肿瘤细胞有病理性核分裂像
D. 良性肿瘤没有异型性
E. 恶性肿瘤的异型性明显

3. 恶性肿瘤的特点可概括为（　　）
A. 浸润性生长
B. 可转移
C. 核分裂象多见并有病理性核分裂
D. 病因除去后，停止生长
E. 易复发

4. 恶性肿瘤细胞的异型性有（　　）
A. 大小、形态不一致
B. 核大、染色深
C. 可有巨核、双核、多核或奇异核
D. 胞浆嗜酸性增强
E. 可出现瘤巨细胞

5. 癌在显微镜下的特点有（　　）
A. 常有癌巢形成
B. 实质与间质一般分界清楚
C. 单个癌细胞之间多无网状纤维
D. 癌细胞多为弥散分布
E. 间质血管丰富

6. 下列属癌前病变的有（　　）
A. 黏膜白斑 　　　　　　B. 慢性萎缩性胃炎
C. 结肠腺瘤样息肉病 　　D. 乳腺囊性增生病
E. 肝硬化

7. 下列哪些癌的发生与亚硝胺类化合物关系密切（　　）
A. 食管癌 　　　　　　　B. 胃癌
C. 肺癌 　　　　　　　　D. 鼻咽癌
E. 白血病

四、判断题（正确的画"√"，错误的画"×"）

1. 所有的恶性肿瘤均呈浸润性生长。（　　）
2. 肝癌转移到肺称肝转移性肺癌。（　　）
3. 肿瘤的特点取决于肿瘤的实质。（　　）

4. 肿瘤细胞异型性越大，分化就越好，恶性度就越小。（　）
5. 癌前病变是一种良性病变。（　）
6. 慢性萎缩性胃炎是一种癌前病变。（　）
7. 所有的肿瘤都由实质与间质两部分组成。（　）
8. 原位癌是指肿瘤突破基底膜但没有淋巴结转移的癌。（　）
9. 肿瘤体积越大，越有可能发生转移。（　）
10. 鳞状细胞癌分化程度越高，癌巢结构越不明显。（　）
11. 印戒细胞癌是腺癌的一种类型。（　）
12. 肿瘤均表现为局部肿块。（　）
13. 肿瘤异型性越小，说明分化程度越高。（　）
14. 母细胞瘤都是恶性的。（　）
15. 浸润性生长的肿瘤不一定全为恶性肿瘤。（　）
16. 尤因肉瘤、室壁瘤和创伤性神经瘤均是肿瘤。（　）

五、简答题

1. 简述肿瘤的组织结构和识别它的实际意义。
2. 简述恶性肿瘤的异型性。
3. 请说出恶性肿瘤的扩散方式。
4. 试比较良、恶性肿瘤的区别。
5. 试比较癌与肉瘤的区别。
6. 简述肿瘤对机体的影响。
7. 简述肿瘤的分级与分期。
8. 肿瘤的癌前病变有哪些？
9. 简述肿瘤的代谢特点。

（纪　芳）

第7章 常见疾病

【提炼精华，突显考点】

第1节 动脉粥样硬化

1. 动脉粥样硬化（AS）病变主要累及大、中动脉。病变特点是动脉内膜下脂质沉积，内膜灶状纤维化，粥样斑块形成，最终导致动脉管壁变硬、管腔狭窄，并引起一系列继发性病变。常引起冠状动脉粥样硬化性心脏病、脑卒中、肾衰竭等。

2. 病因和发病机制

（1）高脂血症：血浆低密度脂蛋白（LDL）、极低密度脂蛋白（VLDL）持续升高和高密度脂蛋白（HDL）降低是 AS 发病的危险因素。与 HDL 负相关。

（2）其他：高血压、吸烟、致继发性高脂血症的疾病、遗传因素、性别与年龄、代谢综合征等。

3. 基本病理变化　发生部位在动脉分支开口、血管弯曲的凸面等。病变过程由轻到重分为四期：脂纹脂斑期、纤维斑块期、粥样斑块期、继发性病变。见表 7-1。

表 7-1　动脉粥样硬化病变分期

基本病变分期	脂纹脂斑期	纤维斑块期	粥样斑块期	继发性病变
肉眼观	小斑点，1～2mm，黄色条纹，不隆起或微隆起	内膜面散在不规则隆起的斑块，颜色初为淡黄或灰黄，逐渐变为瓷白色	明显隆起，灰黄色斑块。切面：表层纤维帽为瓷白色，深部为黄色粥糜样物	斑块破裂、斑块内出血、血栓形成、钙化 动脉瘤形成、血管腔狭窄
镜下观	内皮下有大量泡沫细胞	斑块表层为大量胶原纤维、平滑肌细胞和细胞外基质（平滑肌细胞分泌）组成的纤维帽；纤维帽下方可见数量不等的平滑肌细胞、泡沫细胞、细胞外基质和炎细胞	斑块表层为纤维帽；深部为大量无定形物质，为大量脂质，胆固醇结晶、钙化等；底部及边缘为肉芽组织增生；外周有少许泡沫细胞和淋巴细胞，严重者，动脉中层萎缩，外膜有反应性炎症	

4. 主要器官的病变及后果 见表 7-2。

表 7-2 主要器官的病变及后果

发生器官	发生部位	病变	后果
主动脉粥样硬化	主动脉后壁及其分支开口处	前述的各种动脉粥样硬化基本病变均可见	重度病变可引起中膜平滑肌萎缩，弹力膜断裂，形成动脉瘤。动脉瘤破裂引起致命性大出血
脑动脉粥样硬化	大脑中动脉、基底动脉环（Willis 环）	脑萎缩；脑动脉粥样硬化伴血栓，严重可引起脑软化；脑出血	临床表现为智力减退，甚至痴呆；脑梗死（脑软化）；严重病例可出现失语、偏瘫，甚至昏迷、死亡
肾动脉粥样硬化	肾动脉开口处及主动脉近侧端	AS 可致管腔狭窄，进而引起肾组织缺血，肾萎缩。当斑块合并血栓时可致肾组织梗死，梗死灶机化后遗留较大凹陷瘢痕	AS 性固缩肾
四肢动脉粥样硬化	下肢动脉最严重	大动脉发生 AS 时可致管腔狭窄导致下肢供血不足	间歇性跛行；干性坏疽
肠系膜动脉粥样硬化	肠系膜动脉	管腔狭窄阻塞	肠梗死、麻痹性肠梗阻及休克

5. 心绞痛与心肌梗死的鉴别要点 见表 7-3。

表 7-3 心绞痛与心肌梗死的鉴别要点

鉴别要点	心绞痛	心肌梗死
疼痛的性质	多为压榨性或窒息性，常因劳累、受寒、激动等因素诱发	与心绞痛类似，但更为剧烈，可无诱发因素发作，难以忍受，常伴有烦躁不安
疼痛持续的时间	发作时间较短，一般不超过 15 分钟	发作时间长，可从数小时到 1～2 天
休息后的症状	休息后绞痛逐渐缓解	休息后绞痛不减轻
舌下含服硝酸甘油的效果	绞痛迅速缓解	疼痛不缓解
症状和体征	一般无气喘、肺水肿症状	常伴有气喘和肺水肿，血压往往下降而出现休克；因有心肌坏死，所以常有发热
化验检查	白细胞计数正常，血沉可正常或略快，无血清酶学变化	白细胞计数升高，血沉显著增快，有血沉清酶学变化
心电图	心电图可无变化或有暂时性改变，在不发作时没有明显异常	心电图可呈进行性特殊改变，呈不断恶化的趋势，心电图可见坏死 Q 波

第2节 原发性高血压

1. 高血压 是以体循环动脉血压持续升高为主要表现的一种可导致心、脑、肾和血管改变的常见临床综合征。成年人高血压的标准为收缩压≥140mmHg和（或）舒张压≥90mmHg。高血压可分为原发性、继发性和特殊类型高血压。

2. 病因及发病机制 ①遗传和基因因素：原发性高血压患者常有明显的家族聚集性；②社会心理因素；③高盐膳食、饮酒和超重肥胖；④体力活动；⑤神经内分泌因素。

3. 类型和病理变化

（1）缓进型高血压：按病变发展过程可分为三期：

1）功能紊乱期：为高血压的早期，其特点为全身细小动脉间歇性痉挛收缩、血压升高，但血管无器质性病变。临床表现不明显，血压可呈波动状态，时而升高时而正常，可伴有头昏、头痛，经适当的休息治疗后，血压可恢复正常，一般不需服用降压药。

2）动脉病变期：此期的主要病变特征是全身细小动脉玻璃样变，还有肌型小动脉硬化和大动脉硬化，见表7-4。

表7-4 高血压动脉病变期的病变特点

病变部位	形态变化	发生机制
细小动脉玻璃样变	血管内皮下间隙及管壁呈无结构、均质状嗜伊红改变，管壁增厚变硬、管腔缩小甚至闭塞	管壁平滑肌长期痉挛使管壁缺氧，内皮细胞间隙扩大，通透性增加，血浆蛋白渗入内皮下以至更深的中膜；平滑肌细胞分泌大量细胞外基质，平滑肌细胞因缺氧而凋亡，使动脉管壁逐渐被血浆蛋白和细胞外基质所取代
肌型小动脉硬化	管壁增厚、管腔狭窄	小动脉内膜胶原纤维及弹力纤维增生，内弹力膜分裂，中膜平滑肌细胞增生、肥大，并伴胶原纤维及弹力纤维增生

3）内脏病变期：此期的病变特点是除全身细、小动脉硬化外，心、肾、脑等重要器官出现明显器质性病变，患者可出现重要器官功能障碍。见表7-5。

表7-5 高血压内脏病变期的病变特点

	动脉	心	肾	脑	眼
主要病变	细动脉玻璃样变，小动脉内膜增厚	左心室肥大	原发性颗粒性固缩肾	脑水肿、脑梗死灶、脑出血	视网膜中央动脉硬化
后果	导致各脏器病变的基础	左心衰竭	肾衰竭、晚期尿毒症	脑出血、颅内高压、脑软化	视盘水肿、视网膜出血
检查	眼底检查	X线、心电图、超声心动图	肾功能测定	CT检查	眼底检查

（2）急进型高血压：急进型高血压又称恶性高血压，可由良性高血压病恶化而来，或有的起病即为急进型。病变主要累及肾、脑和视网膜，特征性改变是增生性小动脉硬化（内

膜增厚）和坏死性细动脉炎（管壁纤维素样坏死）。临床主要表现为血压显著升高，常超过230/130mmHg，可发生高血压脑病。患者多在一年内迅速发展为尿毒症而死亡，或因脑出血、心力衰竭致死。

第3节 风 湿 病

1. 定义　风湿病是一种与A组β溶血性链球菌感染有关的变态反应性疾病。病变主要累及全身的结缔组织及血管，以形成风湿小体为其病理特征，常累及心脏、关节、血管等处，其中以心脏病变最为严重。

2. 病因及发病机制　风湿病的发生认为与咽喉部A组β溶血性链球菌感染有关，但不是链球菌直接作用所致。风湿病的发病机制尚未完全清楚。

3. 基本病理变化　风湿病病变主要累及全身结缔组织的胶原纤维，全身各器官都可受累，但以心脏、血管和浆膜等处的改变最为明显。按典型病变的发展过程大致分三期，见表7-6。

表7-6　风湿病的病变分期

分期	病变	持续时间
变质渗出期	表现为病变部位的结缔组织基质发生黏液样变性和纤维素样坏死，同时伴有浆液纤维素渗出及少量淋巴细胞、浆细胞、单核细胞浸润	此期约持续1个月
增生期（肉芽肿期）	风湿小体（或Aschoff小体）：风湿小体是一种肉芽肿性病变，由成群的风湿细胞聚集于纤维素样坏死灶内，并伴有少量的淋巴细胞和浆细胞浸润，多发生于心肌间质（小血管附近）、心内膜下及皮下结缔组织中，呈圆形或梭形。风湿细胞：体积大，圆形或多边形，胞质丰富，核大，圆形或卵圆形，核膜清晰，染色质集中于中央，横切面似枭眼状，称枭眼细胞，纵切面呈毛虫样，称毛虫细胞	此期持续2～3个月
纤维化期（硬化期）	风湿小体中的坏死物被溶解吸收，风湿细胞逐渐转变为纤维细胞，风湿小体逐渐纤维化，最终成为梭形小瘢痕	此期持续2～3个月

4. 心脏的病理变化　见表7-7。

表7-7　风湿病的心脏病理变化

	好发部位	病变	结果
风湿性心内膜炎	二尖瓣最多见，其次为二尖瓣和主动脉瓣同时受累	初期瓣膜肿胀，瓣膜内出现黏液样变性和纤维素样坏死，有浆液渗出和炎细胞浸润；疣状赘生物（白色血栓）形成；病变后期，赘生物机化，瓣膜本身发生纤维化及瘢痕形成	慢性心瓣膜病
风湿性心肌炎	病变呈灶状分布，以左心室、室间隔、左心耳和左心房最常见	病变主要侵犯心肌间的结缔组织，表现为心肌间质小血管附近风湿小体形成和少量淋巴细胞浸润，伴有间质水肿	梭形小瘢痕，重者可导致心力衰竭
风湿性心外膜炎	心外膜脏层	绒毛心	缩窄性心包炎

5. 心脏外风湿病变的特点及临床表现 见表7-8。

表7-8 风湿病的心脏外病变

病变部位	病变特点	临床表现
皮肤环形红斑	多见于躯干和四肢皮肤，为非特异性渗出性炎症	呈淡红色环状红晕，微隆起，中央皮肤色泽正常，常在1～2d内消退
皮下结节	多见于肘、腕、膝、踝等大关节附近的伸侧皮下，结节中央纤维素样坏死，周围呈放射状排列的纤维细胞、风湿细胞和淋巴细胞	病变处可触摸到单个或多个直径0.5～2cm、圆形或椭圆形、活动无痛的结节
风湿性关节炎	多见于成人，最常侵犯膝、肩、腕、肘、髋等大关节；关节腔内浆液渗出；急性期后渗出物可完全吸收而不留痕迹	关节局部红、肿、热、痛、活动受限，并呈游走性特点
风湿性动脉炎	大、小动脉均可受累，以小动脉受累较为常见。急性期为血管壁纤维素样坏死和淋巴细胞、单核细胞浸润，可有风湿小体形成；后期血管壁发生纤维化而增厚，使管腔变窄，并发血栓	依动脉狭窄或闭塞程度，出现相应部位的缺血症状
风湿性脑病	多为5～12岁女童，现出脑的风湿性动脉炎和皮质下脑炎	当病变累及锥体外系时，出现肢体的不自主运动，称为小舞蹈症

第4节 肺 炎

肺炎通常指肺的急性渗出性炎症。根据病变的部位和范围可分为大叶性肺炎、小叶性肺炎和间质性肺炎。

1. 大叶性肺炎

（1）病理变化：见表7-9。

表7-9 大叶性肺炎病理变化

分期	肉眼改变	镜下改变
充血水肿期	病变肺叶肿胀，呈暗红色	第1～2天 镜下：肺泡壁毛细血管扩张充血，通透性增加；肺泡腔内多量的浆液性渗出液；少量的红细胞、中性粒细胞和巨噬细胞
红色肝样变期	病变肺叶肿胀，呈暗红色，质地变实如肝	第3～4天 镜下：肺泡壁毛细血管扩张充血，通透性增加；肺泡腔内充满纤维素（少量）和大量红细胞；少量中性粒细胞和巨噬细胞
灰色肝样变期	病变肺叶肿胀，呈灰白色，质地变实如肝	第5～6天 镜下：肺泡腔内大量纤维素和中性粒细胞，少量红细胞

续表

分期	肉眼改变	镜下改变
溶解消散期	病变肺叶质地变软，实变病灶消失	7天以后 镜下：肺泡腔内的中性粒细胞变性坏死，释放大量蛋白水解酶，纤维素溶解，病菌消灭殆尽

(2) 并发症

1) 肺肉质变：在灰色肝样变期，因肺泡腔中中性粒细胞渗出过少，渗出的纤维素不能完全被溶解吸收，则由肉芽组织取代，病变部位肺组织变成褐色肉样纤维组织，称肺肉质变，也称机化性肺炎。

2) 胸膜肥厚和粘连。

3) 肺脓肿及脓胸。

4) 败血症或脓毒败血症。

5) 感染性休克：是大叶性肺炎的严重并发症。又称中毒性或休克性肺炎，表现为严重的全身中毒症状和微循环衰竭，死亡率较高，临床易见到。

2. 大叶性肺炎和小叶性肺炎的比较　见表7-10。

表 7-10　大叶性肺炎和小叶性肺炎的鉴别

	大叶性肺炎	小叶性肺炎
病原菌	肺炎链球菌	多种细菌，常见毒力弱的肺炎球菌
发病年龄	青壮年	小儿、老人、体弱久病卧床者
炎症特点	急性纤维素性炎	急性化脓性炎
病变范围	累及一个肺段或一侧肺大叶	以细支气管为中心的小叶性病灶、大小不一，病变多发、散在于两肺
结局	绝大多数痊愈	多数痊愈，少数体弱者预后差，常并发呼吸衰竭、心力衰竭

3. 间质性肺炎　间质性肺炎是指发生在肺间质的炎症，以淋巴细胞、单核细胞浸润为特征。主要由病毒和肺炎支原体引起。

(1) 病毒性肺炎：病毒性肺炎常由上呼吸道病毒感染向下蔓延所致，引起该类肺炎的病毒以流感病毒最常见。本病主要通过呼吸道飞沫传播。有些病毒性肺炎，增生的细支气管上皮、肺泡上皮、巨噬细胞及形成的多核巨细胞内，可见圆形或椭圆形、红细胞大小、红染、周围有一清晰透明晕的病毒包涵体，为诊断病毒性肺炎的重要组织学依据。由于炎症刺激支气管壁可引起剧烈咳嗽，但痰量不多。

(2) 支原体肺炎：支原体肺炎是由肺炎支原体引起的一种间质性肺炎，主要经飞沫传播。肉眼观，病变常仅累及一个肺叶，以下叶多见，病灶呈节段性分布，暗红色，无明显实变，切面可有少量红色泡沫状液体溢出。镜下观，病变区域肺泡间隔明显增宽，有大量淋巴细胞、浆细胞和单核细胞浸润，肺泡腔内无渗出物或仅有少量混有单核细胞的浆液性渗出物。患者多有发热、头痛、咽痛及剧烈咳嗽，常为干性呛咳。痰、鼻分泌物及咽拭能培养出肺炎支原体。

第 5 节 溃 疡 病

消化性溃疡是以胃或十二指肠形成慢性溃疡为特征的一种常见病、多发病，多见于成人（年龄 20 ~ 50 岁）。其发生与胃酸、胃蛋白酶的自我消化作用有关，故称消化性溃疡。

1. 胃溃疡和十二指肠溃疡的区别　见表 7-11。

表 7-11　胃溃疡和十二指肠溃疡的区别

	胃溃疡	十二指肠溃疡
好发部位	胃小弯近幽门处	十二指肠球部
溃疡大小	直径多在 2cm 以内	直径多在 1cm 以内
溃疡深度	较深	较浅
疼痛部位	剑突正中偏左	剑突正中偏右
疼痛规律	进食→疼痛，空腹→缓解	空腹→疼痛，进食→缓解
并发症	出血、穿孔、幽门梗阻、癌变	出血、穿孔，癌变罕见

2. 良性溃疡与恶性溃疡的大体形态鉴别　见表 7-12。

表 7-12　良性溃疡与恶性溃疡的大体形态鉴别

	良性溃疡（溃疡病）	恶性溃疡（溃疡型胃癌）
外形	圆形或椭圆形	不规则形，皿状或火山口状
大小	直径一般 < 2cm	直径一般 > 2cm
边缘	整齐，不隆起	不整齐，隆起、围堤状
深度	较深	早期较浅，中晚期较深
底部	较平坦，清洁	凹凸不平，有出血、坏死
周围黏膜	皱襞向溃疡集中	皱襞消失，结节状增厚

3. 消化性溃疡的结局及并发症　愈合、出血、穿孔、幽门梗阻、癌变。

第 6 节　病毒性肝炎

1. 病理变化　各型肝炎病理变化基本相同，主要是程度不等的肝细胞变性坏死（细胞水肿、嗜酸性变、点状坏死、碎片状坏死、桥接坏死及大片状坏死、凋亡）、炎细胞浸润和肝细胞再生及间质反应性增生、纤维化等。根据病变特点及临床表现分为急性肝炎、慢性肝炎、重型肝炎。

2. 临床病理联系　表现为肝大、肝区疼痛、血清转氨酶升高、黄疸、出血及肝性脑病。

第7节 肝硬化

1. 定义　肝硬化是一种常见的慢性进行性肝病，指多种因素作用下，反复交替发生的弥漫性肝细胞变性、坏死，继而纤维组织增生和肝细胞结节状再生。此三种病变反复交错进行导致肝小叶结构破坏和血液循环途径改建，使肝变形、变硬，称为肝硬化。

2. 病因　病毒性肝炎、慢性酒精中毒、营养缺乏、毒物的损伤作用。

3. 主要病理病变　正常肝小叶结构破坏，由广泛增生的纤维组织将肝小叶分割、包绕成大小不等的圆形或椭圆形的肝细胞团，即形成假小叶。

4. 临床病理联系

（1）门脉高压症

1）脾大。

2）胃肠道淤血、水肿。

3）腹水。形成原因：①门静脉高压使门静脉系统毛细血管内淤血，液体漏入腹腔；②肝血窦淤血，窦内压增加，自窦壁渗入窦旁间隙的液体增多而漏入腹腔；③肝合成蛋白功能减退，使血浆胶体渗透压降低，水分漏出增多；④肝功能障碍，醛固酮、抗利尿激素灭活减少，导致水钠潴留，腹水形成。

4）侧支循环形成：食管下段静脉丛曲张、直肠静脉（痔静脉）丛曲张、脐周浅静脉高度扩张。

（2）肝功能障碍的主要表现：①血浆蛋白合成障碍；②激素灭活减少；③出血倾向；④黄疸；⑤肝性脑病（肝昏迷），是肝功能极度衰竭的表现，也是肝硬化患者死亡的重要原因。

第8节 肾小球肾炎

1. 概述　肾小球肾炎简称肾炎，是一类以肾小球损害为主要病变的变态反应性炎症。肾炎综合征以血尿、蛋白尿、少尿和管型尿、水肿和高血压为主要临床表现。肾病综合征主要表现为：①大量蛋白尿，每天尿中蛋白含量达到或超过 3.5g；②高度水肿；③高脂血症和脂尿；④低蛋白血症，人血清蛋白含量低于 30g/L；即所谓"三高一低"。慢性肾炎综合征为各型肾炎终末阶段，主要表现为多尿、夜尿、低比重尿、高血压、贫血、氮质血症和尿毒症，缓慢发展为肾衰竭。

2. 各类肾小球肾炎的基本病变

（1）毛细血管内增生性肾小球肾炎：简称急性肾炎，临床上常见。本病的病变特点是以肾小球内毛细血管内皮细胞和系膜细胞增生为主，伴有嗜中性粒细胞和巨噬细胞浸润。

1）肉眼观：双侧肾对称性轻、中度大，包膜紧张，表面光滑，充血，色较红，故称"大红肾"。有的肾表面见散在粟粒大小的出血点，似跳蚤咬式称"蚤咬肾"。肾切面皮质增厚。

2）镜下观：双侧肾小球广泛受累，肾小球体积大，细胞数增多。肾小球毛细血管内皮细胞和系膜细胞明显肿胀与增生，有较多的嗜中性粒细胞和少量的单核巨噬细胞浸润。

（2）新月体性肾小球肾炎：主要病变特点是肾小球囊壁层上皮细胞增生，形成新月体，故又称新月体性肾小球肾炎。本型肾炎起病急，病变重，进展快，是预后最差的一种肾小球肾炎。

1）肉眼观：两肾弥漫性大，色苍白，皮质表面可有散在点状出血，切面皮质增厚。

2）镜下观：大部分肾小球囊内有新月体形成。新月体主要由增生球囊壁层上皮细胞和渗出的单核细胞构成，还可见嗜中性粒细胞和淋巴细胞。以上成分在毛细血管球外侧形成新月体或环状体结构。

（3）膜性肾小球肾炎：又称膜性肾病，是引起成人肾病综合征的最常见原因。此型肾炎的病变特点是上皮细胞下出现含免疫球蛋白的电子致密物，并引起肾小球毛细血管基底膜弥漫性显著增厚。

1）肉眼观：双侧肾脏体积均增大，颜色苍白，有"大白肾"之称。

2）镜下观：早期肾小球病变不明显，随着病变加重，肾小球毛细血管壁逐渐均匀弥漫增厚。用银染法可见毛细血管基底膜外侧有许多钉状突起，状如梳齿。

（4）慢性硬化性肾小球肾炎：本型肾炎是各型肾炎的终末阶段，又称慢性肾炎。

1）肉眼观：双侧肾对称性萎缩，变小，颜色苍白，质地变硬，表面呈弥漫性颗粒状，称为颗粒性固缩肾。

2）镜下观：病变呈弥漫性分布，大量肾小球纤维化及玻璃样变，所属肾小管萎缩，纤维化或消失；间质纤维组织增生及纤维化，使局部肾小球相互靠近，并有多量淋巴细胞及浆细胞浸润。

【巩固练习，决胜考场】

一、名词解释
1. 高血压 2. 绒毛心
3. 冠状动脉粥样硬化性心脏病
4. 风湿小体 5. 风湿病
6. 心绞痛 7. 心肌梗死
8. 动脉粥样硬化 9. 大叶性肺炎
10. 小叶性肺炎 11. 肺肉质变
12. 消化性溃疡 13. 病毒性肝炎
14. 假小叶 15. 肝硬化
16. 肾小球肾炎 17. 颗粒型固缩肾
18. 肾病综合征

二、填空题
1. 动脉粥样硬化症病变发展有脂斑脂纹期_____、_____和_____。
2. 风湿症病变属_____性的改变。
3. _____是晚期高血压病最严重并发症。
4. _____是与脂质代谢障碍有关的全身性疾病，以内膜纤维斑块形成，_____失去弹性为特征。
5. 风湿病患者皮肤环形红斑多见于躯干、_____和_____。
6. 风湿病是累及全身_____组织的一种变态反应性炎症性病。
7. 大叶性肺炎病变以_____为特征。
8. 溃疡病的发生与以下因素有关：_____、_____、_____和_____。
9. 溃疡病的底部结构，由内向外依次为_____、_____、_____、_____。
10. 溃疡病的并发症有_____、_____、_____、_____。
11. 溃疡病最常见的并发症为_____，最严重的并发症为_____。
12. 病毒性肝炎是由_____引起的，以_____为主要病变的一组传染病。
13. 病毒性肝炎的发病机制主要有_____和_____两种。
14. 肝硬化的病因主要有_____、_____、_____、_____。
15. 肝硬化门脉高压症的主要临床表现有_____、_____、_____、_____等。

16. 肝硬化腹水形成的机制与_____、_____、_____、_____有关。

17. 肝硬化门脉高压时形成的侧支循环，主要有_____、_____、_____等。

18. 肝硬化肝功能障碍的表现有_____、_____、_____、_____及肝性脑病等。

19. 肝硬化的常见致死原因是_____、_____以及并发肝癌等。

20. 肝硬化肝功能失代偿期的主要表现有_____和_____。

21. 肾病综合征包括_____、_____、_____、_____等。

三、选择题

A型题

1. 下列哪项不是粥样斑块形成后的继发改变（　　）
   A. 溃疡形成　　　B. 机化
   C. 出血　　　　　D. 钙化
   E. 化生

2. 缓进型高血压基本病理变化是（　　）
   A. 细动脉玻璃样变性　　B. 肾衰竭
   C. 脑出血　　　　　　　D. 高血压脑病
   E. 大动脉粥样硬化

3. "绒毛心"是指（　　）
   A. 心外膜的纤维蛋白性炎
   B. 心外膜浆液性炎
   C. 心外膜化脓性炎
   D. 心外膜的变质性炎
   E. 心内膜的纤维蛋白性炎

4. 风湿病病变以（　　）处最为严重
   A. 心脏　　　　　B. 关节
   C. 皮肤　　　　　D. 脑
   E. 肺

5. 风湿病肉芽肿期形成（　　）为特征
   A. 浆液　　　　　B. 风湿小体
   C. 纤维　　　　　D. 胶质
   E. 脓液

6. 与动脉粥样硬化发病关系最为密切的血脂是（　　）
   A. HDL　　　　　B. TG
   C. LDL　　　　　D. HDL-C
   E. VLDL

7. 动脉粥样硬化的最危险的并发症是（　　）
   A. 斑块破裂　　　B. 斑块内出血
   C. 粥瘤性溃疡　　D. 钙化
   E. 动脉瘤形成

8. 冠状动脉粥样硬化病变的最常见累及部位是（　　）
   A. 左冠状动脉前降支　　B. 左冠状动脉旋支
   C. 右冠状动脉主干　　　D. 左冠状动脉主干
   E. 右冠状动脉旋支

9. 心肌梗死最常发生的部位为（　　）
   A. 左心室侧　　　　B. 左心室前壁近心尖处
   C. 左心室后壁　　　D. 右心室前壁
   E. 室间隔后1/3

10. 原发性良性高血压的特征性病变是（　　）
    A. 细、小动脉痉挛
    B. 细、小动脉的粥样硬化斑
    C. 细、小动脉的硬化
    D. 细、小动脉的纤维蛋白样坏死
    E. 以上都不是

11. 良性高血压晚期可引起（　　）
    A. 颗粒性固缩肾　　B. 瘢痕性固缩肾
    C. 肾盂积水　　　　D. 肾动脉狭窄
    E. 肾贫血性梗死

12. 原发性高血压时，细小动脉硬化的主要病理改变是（　　）
    A. 内膜弹力纤维增生　　B. 内膜结缔组织增生
    C. 内膜胆固醇沉着　　　D. 管壁玻璃样变
    E. 内膜下有粥样物质沉着

13. 风湿病在病理诊断上最有意义的病变为（　　）
    A. 心包脏层纤维蛋白性渗出
    B. 心肌纤维变性、坏死
    C. 风湿小体（Aschoff 小体）
    D. 炎细胞浸润
    E. 结缔组织基质黏液变性

14. 风湿性心内膜炎最常累及（　　）
    A. 二尖瓣及主动脉瓣　　B. 三尖瓣及肺动脉瓣
    C. 主动脉瓣　　　　　　D. 二尖瓣

E. 三尖瓣

15. 风湿性心内膜炎心内膜之赘生物的实质是（ ）

   A. 增生的肉芽组织　　B. 风湿性肉芽肿

   C. 混合血栓　　　　　D. 机化的瘢痕

   E. 白色血栓

16. 关于风湿性肉芽肿的叙述，下列哪项是错误的（ ）

   A. 中心部位有多纤维蛋白

   B. 多发生于心肌间质血管旁

   C. 特征性细胞是 Aschoff 细胞

   D. 常伴有淋巴细胞、浆细胞浸润

   E. 是风湿病的特征性病变，具有诊断意义

17. 下列哪一项描述是不符合大叶性肺炎的（ ）

   A. 病变多累及一个大叶

   B. 纤维蛋白性炎　　　C. 多由肺炎球菌引起

   D. 常并发肺脓肿　　　E. 可发生肺肉质变

18. 大叶性肺炎主要的病原菌是（ ）

   A. 腺病毒　　　　　　B. 肺炎球菌

   C. 大肠杆菌　　　　　D. 肺炎杆菌

   E. 肺炎支原体

19. 大叶性肺炎的咳痰特征是（ ）

   A. 长期咳嗽，咳白色泡沫痰

   B. 咯血，咳脓痰

   C. 咳铁锈色痰

   D. 刺激性呛咳，痰中带血

   E. 鼻出血，乳突尖下方无痛性硬结节

20. 关于小叶性肺炎的描述，下列哪项不正确（ ）

   A. 病变多局限于一个小叶

   B. 属化脓性炎

   C. 可并发心力衰竭和呼吸衰竭

   D. 常是某些疾病的并发症

   E. 多发生于小儿和年老体弱者

21. 下列哪项病变能反映小叶性肺炎的本质（ ）

   A. 浆液性炎　　　　　B. 纤维蛋白性炎

   C. 化脓性炎　　　　　D. 出血性炎

   E. 卡他性炎

22. 近年来发现与溃疡病的发生有密切关系的微生物是（ ）

   A. 黄曲霉素　　　　　B. 溶血性链球菌

   C. 金黄色葡萄球菌　　D. 幽门螺杆菌

   E. 大肠埃希菌

23. 临床上消化性溃疡的发病最多见于（ ）

   A. 胃幽门管小弯侧　　B. 十二指肠降部

   C. 十二指肠球部　　　D. 胃小弯中段

   E. 胃小弯近贲门

24. 胃溃疡最常见的发生部位（ ）

   A. 幽门部　　　　　　B. 贲门部

   C. 胃体部　　　　　　D. 幽门管小弯侧

   E. 胃小弯中段

25. 溃疡病的主要临床表现是（ ）

   A. 周期性发作，节律性上腹部疼痛

   B. 进食后呕吐

   C. 进食后反酸、嗳气

   D. 上腹饱胀

   E. 食欲减退，消瘦

26. 溃疡病最常见的并发症是（ ）

   A. 幽门梗阻

   B. 溃疡出血

   C. 溃疡穿孔

   D. 胃黏膜息肉

   E. 溃疡癌变

27. 甲型肝炎病毒的传播途径是（ ）

   A. 经输血或输血制品传播

   B. 经穿刺或手术方式传播

   C. 经呼吸道传播

   D. 经性接触传播

   E. 经粪口途径传播

28. 乙型肝炎病毒的传播途径是（ ）

   A. 经输血或输血制品传播

   B. 经穿刺或手术方式传播

   C. 经呼吸道传播

   D. 经性接触传播

   E. 经手术传播

29. 病毒性肝炎的主要病变是（ ）

   A. 肝细胞萎缩变小

   B. 肝细胞不同程度变性坏死

   C. 肝细胞再生，Kupffer 细胞增生

D. 循环障碍，充血、水肿

E. 汇管区纤维组织增生

30. 急性重型肝炎的主要临床表现有（　　）

A. 肝大，肝区痛

B. 食欲缺乏

C. 血清转氨酶升高

D. 黄疸

E. 出血

31. 肝硬化的病因中应除外（　　）

A. 化学毒物作用，营养缺乏

B. 慢性酒精中毒

C. 病毒性肝炎

D. 化学毒物中毒

E. 血吸虫病

32. 我国肝硬化最常见的病因是（　　）

A. 慢性酒精中毒

B. 营养缺乏

C. 病毒性肝炎

D. 化学毒物中毒

E. 血吸虫病

33. 引起肝细胞损伤最常见的原因（　　）

A. 病毒感染

B. 酒精中毒

C. 药物的毒性损害

D. 霉菌毒素

E. 营养不良

34. 肝硬化的特征性病变是（　　）

A. 肝细胞变性、坏死

B. 门管区炎细胞浸润

C. 纤维组织增生

D. 假小叶形成

E. 肝细胞增生

35. 肝硬化患者贫血的主要原因是（　　）

A. 脾功能亢进

B. 上消化道出血

C. 痔静脉丛曲张出血

D. 营养物质消化吸收障碍

E. 骨髓造血功能低下

36. 肾炎的发病机制是（　　）

A. 肾小球细菌感染

B. 肾小管坏死

C. 免疫复合物致肾小球损害

D. 肾间质炎症累及肾小球

E. 肾纤维化致肾单位减少

37. 急性肾小球肾炎在炎症分类上属于（　　）

A. 出血性炎　　　B. 化脓性炎

C. 纤维蛋白性炎　D. 增生性炎

E. 卡他性炎

38. 快速进行性肾小球肾炎最突出的病理变化是（　　）

A. 肾小球内细胞增生

B. 肾小球血管纤维蛋白样坏死和出血

C. 肾小球内大量炎性渗出物

D. 球囊壁层上皮细胞增生形成新月体

E. 肾小球萎缩、纤维化及透明变性

39. 弥漫性膜性肾小球肾炎大体表现为（　　）

A. 蚤咬肾　　　B. 大红肾

C. 大白肾　　　D. 固缩肾

E. 脓肾

40. 急性弥漫性增生性肾小球肾炎其增生的细胞是（　　）

A. 肾小囊脏层上皮细胞

B. 肾小囊壁层上皮细胞

C. 肾小球血管内皮细胞和系膜细胞

D. 肾小球旁细胞及致密斑细胞

E. 肾小球周围的纤维母细胞

41. 肾小球肾炎中，最常见且预后最佳的是（　　）

A. 急性弥漫性增生性肾小球肾炎

B. 新月体性肾小球肾炎

C. 膜性肾小球肾炎

D. 轻微病变型肾小球肾炎

E. 以上都不是

X型题

1. 风湿病常累及的器官组织是（　　）

A. 心脏　　　　B. 中枢神经组织

C. 皮肤的表皮　D. 关节

E. 血管

2. 高血压常累及的血管类型有（　　）

A. 细动脉　　　　　B. 中动脉
C. 主动脉及其主要分支　D. 小动脉
E. 高血压性心脏病
3. 动脉粥样硬化可控制危险因素描述正确的有（　）
A. 高脂血症是导致其发生的最重要的因素
B. 高血压可导致及促进病变发生与发展
C. 吸烟有助于动脉粥样硬化的发生
D. 雌激素水平与动脉粥样硬化的发生呈正相关
E. 动脉粥样硬化的发生有家族遗传史
4. 大叶性肺炎可由下列哪几种细菌引起（　）
A. 肺炎链球菌　　　B. 肺炎杆菌
C. 金黄色葡萄球菌　D. 流感嗜血杆菌
E. 溶血性链球菌
5. 关于急性肾小球肾炎的叙述，正确的是（　）
A. 在肾小球肾炎中最常见
B. 发病与链球菌感染有关
C. 血、尿、肾培养可见细菌生长
D. 免疫复合物在血液循环中形成
E. 主要病理变化为肾小球内皮细胞和系膜细胞的增生
6. 急性肾炎综合征的表现有（　）
A. 水肿　　　　　B. 血尿
C. 蛋白尿　　　　D. 高血压
E. 氮质血症
7. 下述符合溃疡病的病变特点的是（　）
A. 溃疡较浅，边缘常隆起
B. 溃疡通常单个
C. 溃疡呈圆形或椭圆形
D. 溃疡直径多在2cm以内居多
E. 病变好发于幽门管小弯侧

四、判断题（正确的画"√"，错误的画"×"）

1. 动脉粥样硬化最初的病理改变是粥样斑块期。（　）
2. 动脉硬化时，主动脉最易受累，且比其他动脉的病变发生早而广泛。（　）
3. 缓进型高血压动脉病变期的主要病变特征是全身的细小动脉玻璃样变。（　）
4. 高血压最严重的、往往是致命的并发症是脑软化。（　）
5. 风湿病的病变特点是形成具有特征性的风湿小体或Aschoff小体。（　）
6. 大叶性肺炎是化脓性炎症。（　）
7. 十二指肠溃疡癌变发生率仅1%或以下，胃溃疡几乎不发生癌变。（　）
8. 肝炎的传染源为患者或病毒携带者，肝炎病毒在体内可潜伏数周或数年。（　）
9. 在我国，病毒性肝炎是引起门脉性肝硬化的主要原因，尤其是慢性乙型和丙型肝炎。（　）
10. 肝硬化时门脉高压症常有贫血、白细胞和血小板增多等脾功能亢进表现。（　）
11. 胃溃疡患者的疼痛尤以空腹和夜间最为明显。（　）
12. 各型肝炎病理变化基本相同，主要是程度不等的肝细胞变性坏死、炎细胞浸润和肝细胞再生及间质反应性增生、纤维化等。（　）
13. 弥漫性硬化性肾小球肾炎是各型肾炎的终末阶段，其病变特点是大量肾小球发生玻璃样变性和硬化，所属肾小管萎缩，纤维化或消失。（　）

五、简答题

1. 高血压病的诊断标准是什么？
2. 简述风湿病的基本病理变化。
3. 简述动脉粥样硬化的基本病理变化和粥样斑块的继发改变。
4. 简述心肌梗死的合并症及特点。
5. 简述重要器官的动脉粥样硬化对机体的影响。
6. 简述大叶性肺炎红色肝样变期的主要临床表现及病理学基础。
7. 比较大叶性肺炎与小叶性肺炎，两者有何区别？
8. 如何在大体形态上鉴别良性溃疡与恶性溃疡？
9. 肝硬化腹水的形成原因有哪些？
10. 简述肝硬化的临床病理联系。
11. 简述急性肾小球肾炎的病理变化。
12. 简述慢性硬化性肾小球肾炎的病理变化。

（樊燕燕　官月珍）

第8章 传染病

【提炼精华，突显考点】

传染病是由病原微生物侵入人体所引起的具有传播流行特点的一组疾病。传染病有三大特点即有病原体、有传染性和流行性。传染病的传播流行必须具备三个环节即传染源、传播途径和易感人群。

第1节 结 核 病

1. 结核病的定义　是由结核杆菌感染引起的慢性传染病。但主要侵犯肺，称为肺结核病。其病理变化特征是结核结节形成并伴有不同程度的干酪样坏死。

2. 结核病基本病变与机体的免疫状态　见表8-1。

表8-1　结核病基本病变与机体的免疫状态

病变	机体状态		结核杆菌		病理特征
	免疫力	变态反应	细菌数量	毒力	
渗出为主	低	较强	多	强	浆液性炎
					浆液纤维素性炎
增生为主	较强	较弱	少	较低	结核结节
坏死为主	低	强	多	强	干酪样坏死

3. 结核病的转归

（1）转向愈复：主要表现为病变的吸收消散、纤维化、纤维包裹和钙化。

（2）转向恶化：主要表现为病灶扩大和溶解播散。

4. 原发性肺结核　形成原发综合征，包括肺的原发病灶、结核性淋巴管炎和肺门淋巴结结核。

5. 继发性肺结核　包括局灶型肺结核、浸润型肺结核、慢性纤维空洞型肺结核、干酪样肺炎、结核球、结核性胸膜炎。

6. 原发性肺结核与继发性肺结核的鉴别　见表8-2。

表8-2　原发性肺结核与继发性肺结核的鉴别要点

鉴别要点	原发性肺结核	继发性肺结核
结核杆菌感染	初次	再次
发病人群	儿童	成人

续表

鉴别要点	原发性肺结核	继发性肺结核
对结核杆菌的免疫力或过敏性	无	有
病理特征	原发综合征	病变多样，新、旧病灶复杂，较局限
起始病灶	上叶下部、下叶上部近胸膜处	肺尖部
主要播散途径	淋巴道或血道	支气管
病程	短，大多自愈	长，需治疗

第2节 伤　　寒

伤寒是由伤寒杆菌引起的一种急性传染病。病变主要特点是全身单核吞噬细胞系统的巨噬细胞反应性增生，形成特征性的伤寒肉芽肿，病变以回肠淋巴组织的改变最为明显，故又有肠伤寒之称。临床主要表现为持续性高热、相对缓脉、脾大、皮肤玫瑰疹及血中白细胞减少等。

肠伤寒的病变分期及病变特点，见表8-3。

表8-3　肠伤寒的病变分期及病变特点

肠伤寒病变分期	病变特点
髓样肿胀期	发病第1周。病变以集合淋巴小结肿胀最为典型。肉眼观察：肠壁充血水肿，淋巴组织增生肿胀，凸出于黏膜表面，呈圆形或椭圆形，灰红质软，表面凹凸不平，状似脑回，称为髓样肿胀期。镜下观察：病灶内伤寒细胞增生形成伤寒肉芽肿，周围组织充血水肿伴淋巴细胞、浆细胞浸润
坏死期	发病第2周。肉眼观察：肿胀的淋巴组织及其表面的黏膜发生坏死失去正常光泽，色呈灰黄或被胆汁染成黄绿色。镜下观察：坏死组织呈一片无结构的红染物质，周围和底部可见典型的伤寒肉芽肿
溃疡期	发病第3周。坏死组织逐渐崩解脱落、形成溃疡。肉眼观察：溃疡呈椭圆形或圆形，长轴与肠黏膜平行，溃疡边缘稍隆起，底部高低不平，溃疡一般深及黏膜下层，坏死严重者可深达肌层及浆膜层，甚至穿孔，如侵及小动脉，可引起严重出血
愈合期	发病第4周。溃疡面坏死组织完全脱落，底部和边缘长出肉芽组织将溃疡填平，然后由溃疡周围的黏膜再生覆盖而愈合。

第3节　细菌性痢疾

细菌性痢疾简称为菌痢，是由痢疾杆菌引起的一种常见肠道传染病。主要病变特点为结肠黏膜的纤维蛋白性炎，因大量纤维渗出而在结肠黏膜形成假膜。细菌性痢疾的类型及特点，见表8-4。

表 8-4　细菌性痢疾的类型及特点

类型	特点
急性细菌性痢疾	病变初期呈急性卡他性炎，表现为黏液分泌亢进，黏膜充血、水肿、点状出血、中性粒细胞及巨噬细胞浸润；病变进一步发展黏膜上皮坏死脱落（形成表浅糜烂），同时大量纤维素渗出，形成特征性的假膜。肉眼观察假膜呈糠皮样，灰白色，在蛋白水解酶的作用下逐渐脱落，形成大小不等、形状不一的"地图状"溃疡
中毒型细菌性痢疾	中毒型细菌性痢疾为细菌性痢疾中最严重的一种。多见于2—7岁儿童，常由毒力较低的福氏或宋氏痢疾杆菌引起。本型有以下特点：肠病变和症状常不明显，很少形成假膜和溃疡，但有严重的全身中毒症状。发病后数小时或数十小时即可出现中毒性休克或呼吸衰竭而死亡
慢性细菌性痢疾	病程超过2个月，多由急性细菌性痢疾转变而来。其病变特点是：肠黏膜溃疡形成和修复反复交替进行，肠道病变新旧掺杂；溃疡深浅不一，有肉芽组织增生及瘢痕形成，使肠壁不规则增厚、变硬，严重者可造成肠腔狭窄

第 4 节　流行性脑脊髓膜炎

流行性脑脊髓膜炎简称流脑，是由脑膜炎双球菌引起的脑脊髓膜的急性化脓性炎症。临床表现为发热、头痛、呕吐、皮肤黏膜瘀点瘀斑、角弓反张及颈项强直等。本病多见于10岁以下的儿童，一般为散发，冬春季可造成流行，又称为流行性脑膜炎。

第 5 节　流行性乙型脑炎

流行性乙型脑炎简称为乙脑，为乙型脑炎病毒所致的以脑神经细胞变性、坏死（变质）为主的急性传染病，为变质性炎症。临床表现为高热、头痛、嗜睡、抽搐、昏迷等。多在夏秋季流行，尤以10岁以下儿童为多。本病起病急，病情重，死亡率高，与流行性脑脊髓膜炎的鉴别要点，见表 8-5。

表 8-5　流行性脑脊髓膜炎和流行性乙型脑炎的鉴别

鉴别要点	流行性脑脊髓膜炎	流行性乙型脑炎
病原体	脑膜炎双球菌	乙型脑炎病毒
传播途径	借飞沫呼吸道传播	以蚊虫为媒介经血道传播
流行季节	冬春季节	夏秋季节
病变性质	化脓性炎	变质性炎
病变部位	脑脊髓膜	脑脊髓实质
临床表现	颅内压增高及脑膜刺激征	嗜睡、昏迷

续表

鉴别要点	流行性脑脊髓膜炎	流行性乙型脑炎
脑脊液检查	混浊或脓性,有大量中性粒细胞,糖及氯化物减少,可找到细菌	透明或微混浊,细胞数轻度升高,以淋巴细胞为主,糖及氯化物正常,找不到细菌

【巩固练习,决胜考场】

一、名词解释

1. 肺原发综合征　　2. 结核球
3. 伤寒肉芽肿　　　4. 假膜
5. 神经细胞卫星现象　6. 嗜神经细胞现象
7. 筛网状软化灶

二、填空题

1. 传染病有三大特点,即_____、_____和_____。
2. 传染病的流行必须具备三个环节,即_____、_____和_____。
3. 结核病是由_____感染引起的慢性传染病,主要侵犯_____,特征性病变是形成_____并伴有不同程度的_____。
4. 肺结核根据肺部病变发生发展特点不同,可分为_____和_____两大类。
5. 伤寒是由_____引起的一种急性传染病,病变以_____的改变最为明显。
6. 流行性脑脊髓膜炎是一种_____炎,流行性乙型脑炎是一种_____炎。

三、选择题

A型题

1. 最常见继发性肺结核病的类型是(　　)
   A. 局灶型肺结核　　B. 浸润型肺结核
   C. 结核球　　　　　D. 干酪样肺炎
   E. 慢性纤维空洞型肺结核
2. 细菌性痢疾表现为结肠黏膜的哪种炎症(　　)
   A. 化脓性炎　　　B. 出血性炎
   C. 浆液性炎　　　D. 卡他性炎
   E. 纤维蛋白性炎
3. 伤寒的病变性质属于(　　)
   A. 变质性炎　　　B. 纤维性炎
   C. 增生性炎　　　D. 化脓性炎
   E. 浆液性炎
4. 肠伤寒发生肠穿孔并发症主要发生于(　　)
   A. 潜伏期　　　　B. 髓样肿胀期
   C. 坏死期　　　　D. 溃疡期
   E. 愈合期
5. 流脑出现颈项强直、角弓反张等脑膜刺激症状是由于(　　)
   A. 颅内压升高　　B. 锥体束受刺激
   C. 神经细胞变质　D. 脊神经根受刺激
   E. 硬脊膜受刺激
6. 肺结核病主要经以下哪种途径传播(　　)
   A. 咳嗽飞沫　　　B. 血液
   C. 体液　　　　　D. 食物
   E. 皮肤

X型题

1. 典型结核结节的构成包括(　　)
   A. 类上皮细胞　　B. 朗汉斯巨细胞
   C. 淋巴细胞　　　D. 纤维母细胞
   E. 干酪样坏死
2. 继发性肺结核病的特点(　　)
   A. 病变多从肺尖开始　B. 病变多从肺中部开始
   C. 支气管播散为主　　D. 病程较长
   E. 血道播散为主
3. 伤寒的临床症状有(　　)
   A. 持续高热　　　B. 相对缓脉
   C. 脾大　　　　　D. 白细胞增多

E. 玫瑰疹
4. 下列传染病中，形成肉芽肿性病变的是（   ）
   A. 结核病
   B. 病毒性肝炎
   C. 伤寒病
   D. 获得性免疫缺陷得分症
   E. 血吸虫病
5. 细菌性痢疾的主要症状有（   ）
   A. 腹痛　　　　　　　B. 腹泻
   C. 里急后重　　　　　D. 黏液脓血便
   E. 全身中毒症状

四、判断题（正确的画"√"，错误的画"×"）
1. 结核病的主要传播途径是呼吸道。（   ）
2. 原发性肺结核病以左肺多见。（   ）
3. 继发性肺结核病中最常见的是局灶型肺结核。
   （   ）
4. 结核病属于一种炎症性疾病。（   ）
5. 伤寒时，许多伤寒细胞聚集一起构成伤寒肉芽肿。（   ）
6. 肠伤寒最危险的并发症是肠出血。（   ）
7. 伤寒病患者可获得较强的免疫力。（   ）
8. 细菌性痢疾主要发生在大肠。（   ）
9. 细菌性疾病中最严重的是急性细菌性痢疾。
   （   ）
10. 流行性乙型脑炎的临床特点以脑膜刺激征为主。
    （   ）

五、简答题
1. 简述结核病的转归。
2. 列表简述原发性肺结核与继发性肺结核的区别。
3. 简述伤寒发生在肠时肠的病变特点。
4. 简述中毒性痢疾的病变特点。
5. 列表简述流行性脑脊髓膜炎和乙型脑炎的区别。

（马向东　徐晓艳）

第9章 水电解质紊乱

【提炼精华，突显考点】

第1节 水、钠代谢紊乱

水、钠代谢紊乱的类型，见图9-1。

图9-1 水、钠代谢紊乱的类型

（结构：水、钠代谢紊乱分为脱水和潴留。脱水：失水为主（高渗性脱水）、失钠为主（低渗性脱水）、水钠等比例丢失（等渗性脱水）。潴留：水中毒（水过多）、钠过多、水肿（等渗性体液过多）。）

脱水 是指体液容量的明显减少，分高渗性脱水、低渗性脱水和等渗性脱水三种类型。三种类型脱水的比较见表9-1。

表9-1 脱水的类型及鉴别

鉴别要点	高渗性脱水	低渗性脱水	等渗性脱水
特征	失水多于失钠	失钠多于失水	水、钠等比例丢失
失水部位	细胞内液为主	细胞外液为主	细胞外液为主
血钠浓度	>150mmol/L	<130mmol/L	130～150mmol/L
血浆渗透压	>310mmol/L	<280mmol/L	280～310mmol/L
临床主要表现	口渴、脱水热、尿少、尿比重高、中枢神经系统功能紊乱等	眼眶凹陷、皮肤弹性降低、血压下降等	严重时血压下降（可兼有高渗性脱水和低渗性脱水的临床表现）
补液原则	补水为主	补钠为主	补水、补钠

第2节 钾代谢紊乱

1. 定义 血清钾浓度低于3.5mmol/L，称为低钾血症。血清钾浓度高于5.5mmol/L，称为高钾血症。高钾血症和低钾血症的鉴别见表9-2。

表 9-2 高钾血症和低钾血症的鉴别

鉴别要点	低钾血症	高钾血症
原因	钾摄入不足，丢失过多，钾向细胞内转移	肾排钾减少、钾输入过多，细胞内钾释出过多
血清钾浓度	< 3.5mmol/L	> 5.5mmol/L
对机体影响	①神经肌肉兴奋性降低，全身肌肉无力，严重时呼吸肌麻痹；②心律失常，心电图呈 T 波低平，出现 U 波，ST 段下降	心律失常，心电图呈 T 波高尖，QRS 波增宽；严重时心室纤颤、心搏骤停
酸碱平衡的影响	低钾性碱中毒	高钾性酸中毒

2. 低钾血症的治疗和护理原则

（1）病因治疗和护理，尽快恢复饮食和肾功能。

（2）补钾原则：K^+ 进入细胞内需要有一个过程，短时间内不宜输注过多的钾，以免血钾过高，心脏受到抑制。临床补钾需注意以下几点原则：①尽量让患者进食或口服补钾；②见尿补钾，每日尿量大于 500ml 时才可以静脉补钾；③补钾速度严格控制，一般控制在每小时 10mmol/L 为宜；④补钾过程中需密切观察病情变化或用心电图监护。

【巩固练习，决胜考场】

一、名词解释

1. 脱水 2. 高渗性脱水
3. 等渗性脱水 4. 低渗性脱水
5. 高钾血症 6. 低钾血症
7. 脱水热

二、填空题

1. 高钾血症时排_____尿，低钾血症时排_____尿。
2. 引起高渗性脱水的主要原因是_____和_____。
3. 高渗性脱水时细胞外液渗透压_____，细胞内液向细胞外_____。
4. 高钾血症对机体的影响是_____和_____。
5. 低渗性脱水时血清钠浓度是_____，血浆渗透压_____。
6. 高渗性脱水血清钠浓度是_____，血浆渗透压_____。
7. 引起低渗性脱水的主要原因是_____和_____。
8. 引起等渗性脱水的主要原因是_____和_____、_____。
9. 等渗性脱水血清钠浓度是_____，血浆渗透压_____。
10. 正常血清钾浓度是_____。

三、选择题

A 型题

1. 输入大量库存过久的血可以导致（　　）
   A. 低钠血症　　B. 低钾血症
   C. 高钠血症　　D. 高钾血症
   E. 低镁血症

2. 决定细胞外液渗透压的主要因素是（　　）
   A. 白蛋白　　B. 球蛋白
   C. 脂蛋白　　D. 钠离子
   E. 钙离子

3. 引起高钾血症最常见的原因是（　　）
   A. 急性酸中毒　　B. 急性肾衰竭
   C. 大量使用含钾药物　　D. 输库存血过多

E. 严重组织损伤

4. 以腹水为主要表现的病理过程是（　　）
   A. 心源性水肿　　　　B. 肾性水肿
   C. 肝性水肿　　　　　D. 特发性水肿
   E. 炎性水肿

5. 心源性水肿患者，摄入钠盐的原则是（　　）
   A. 高盐饮食　　　　　B. 禁食钠盐
   C. 普通饮食　　　　　D. 适当限盐
   E. 改用钾盐

6. 不同类型脱水的分型依据是（　　）
   A. 体液丢失的总量　　B. 电解质丢失的总量
   C. 细胞外液的总量　　D. 细胞外液的渗透压
   E. 细胞外液的离子数

7. 体内体液中各部分之间的渗透压关系是（　　）
   A. 细胞内高于细胞外
   B. 细胞内低于细胞外
   C. 血浆低于组织间液
   D. 组织间液低于细胞内液
   E. 细胞内外液基本相等

8. 盛夏行军时只大量饮水可发生（　　）
   A. 高渗性脱水　　　　B. 低渗性脱水
   C. 等渗性脱水　　　　D. 水中毒
   E. 水肿

9. 高钾血症对机体危害最严重的是（　　）
   A. 呼吸肌麻痹　　　　B. 骨骼肌麻痹
   C. 心脏传导阻滞　　　D. 反常性碱性尿
   E. 心脏骤然停跳

10. 钾的来源最主要的是（　　）
    A. 食物　　　　　　　B. 药物
    C. 体内　　　　　　　D. 吸入
    E. 注射

11. 小儿失钾最主要的原因（　　）
    A. 经消化道丢失　　　B. 经肾丢失
    C. 经尿丢失　　　　　D. 经血液丢失
    E. 经汗液丢失

12. 低钾血症是指（　　）
    A. 血清钾浓度低于3.5mmol/L
    B. 血清钾浓度高于3.5mmol/L
    C. 血清钾浓度高于5.5mmol/L
    D. 血清钾浓度低于5.5mmol/L
    E. 血清钾浓度等于4.5mmol/L

13. 低钾血症对机体的影响主要表现在（　　）
    A. 骨骼肌　　　　　　B. 平滑肌
    C. 心肌　　　　　　　D. 喉肌
    E. 腹肌

14. 低钾血症对心脏的影响主要表现为（　　）
    A. 心律失常　　　　　B. 心力衰竭
    C. 心搏骤停　　　　　D. 心动过缓
    E. 心动过速

15. 高钾血症时对心脏的影响表现为（　　）
    A. 心脏停跳　　　　　B. 传导性加快
    C. T波低平　　　　　 D. 收缩性增强
    E. 心动过速

16. 高钾的最可能原因有（　　）
    A. 手术后禁食　　　　B. 昏迷
    C. 消化道梗阻　　　　D. 少尿
    E. 静脉输入

17. 钾的主要排泄途径是（　　）
    A. 汗液　　　　　　　B. 尿液
    C. 粪便　　　　　　　D. 呼吸
    E. 皮肤

18. 钾的生理功能主要表现为（　　）
    A. 维持心脏的正常功能
    B. 维持正常尿量
    C. 维持体液平衡
    D. 维持脑细胞活动
    E. 维持呼吸的水分

19. 高渗性脱水机体的表现有（　　）
    A. 尿量减少　　　　　B. 眼窝凹陷
    C. 皮肤弹性降低　　　D. 休克
    E. 四肢厥冷

20. 高渗性脱水特点（　　）
    A. 失水多于失钠　　　B. 失钠多于失水
    C. 水钠成比例丢失　　D. 失钾多于失钠
    E. 失纳多于失钾

21. 低渗性脱水最常见的原因是（　　）
    A. 消化道丢失　　　　B. 呼吸道丢失
    C. 皮肤蒸发　　　　　D. 汗液丢失

E. 体液丢失

22. 高渗性脱水纠正时以（　　）为主
　　A. 补钠为主　　　　B. 补水为主
　　C. 水钠等比例补充　D. 水钠都不补
　　E. 补钾为主

23. 低渗性脱水纠正时以（　　）为主
　　A. 补钠为主　　　　B. 补水为主
　　C. 水钠等比例补充　D. 水钠都不补
　　E. 补钾为主

24. 等渗性脱水纠正时应（　　）
　　A. 按生理盐水与5%葡萄糖溶液1∶1的比例补充
　　B. 按生理盐水与5%葡萄糖溶液1∶2的比例补充
　　C. 按生理盐水与5%葡萄糖溶液2∶1的比例补充
　　D. 按生理盐水与5%葡萄糖溶液3∶1的比例补充
　　E. 按生理盐水与5%葡萄糖溶液1∶3的比例补充

25. 高渗性脱水时血钠浓度（　　）
　　A. 大于150mmol/L　B. 小于150mmol/L
　　C. 大于135mmol/L　D. 小于135mmol/L
　　E. 等于135mmol/L

X型题

1. 下述符合低钾血症的症状和体征的是（　　）
　　A. 四肢肌无力　　　B. T波低平增宽
　　C. 反常性碱性尿　　D. 麻痹性肠梗阻
　　E. 精神萎靡冷漠

2. 高渗性脱水的症状和体征有（　　）
　　A. 剧烈口渴　　　　B. 尿量减少
　　C. 血压正常　　　　D. 眼窝下陷
　　E. 体温升高

3. 高渗性脱水对机体的影响表现为（　　）
　　A. 口渴
　　B. 尿量减少
　　C. 脱水热
　　D. 中枢神经系统功能紊乱
　　E. 血压下降

4. 低渗性脱水对机体的影响表现为（　　）
　　A. 眼窝凹陷　　　　B. 皮肤弹性降低

C. 脉搏细速　　　　D. 尿量减少
E. 血压下降

5. 钾的生理作用有（　　）
　　A. 维持心脏的正常功能
　　B. 维持神经肌肉的应激性
　　C. 维持新陈代谢
　　D. 调节酸碱平衡
　　E. 维持呼吸的水分

四、判断题

1. 低渗性脱水患者早期不会出现休克表现。（　　）
2. 高渗性脱水时由于失水多于失钠，细胞外液呈高渗状态。（　　）
3. 低渗性脱水时由于失钠多于失水，细胞外液呈低渗状态。（　　）
4. 等渗性脱水时由于水、钠呈等比例丢失，细胞外液呈等渗状态。（　　）
5. 高渗性脱水时失水多于失钠，以细胞内液为主。（　　）
6. 低渗性脱水时失钠多于失水，以细胞外液为主。（　　）
7. 脱水是指体内溶液量的明显减少，以细胞内液丢失为主。（　　）
8. 低钾血症时神经肌肉兴奋性降低主要表现在骨骼肌。（　　）
9. 高钾血症时心脏的表现非常突出，可表现为心搏骤停。（　　）
10. 高渗性脱水时早期即可出现血压下降。（　　）

五、简答题

1. 列表比较高钾血症和低钾血症。
2. 列表比较三种类型的脱水。
3. 试述高钾血症的原因。
4. 试述低钾血症的原因。
5. 试述补钾的原则。

（官月珍）

第10章 水 肿

【提炼精华，突显考点】

1. 概念　水肿是组织间隙内的体液增多。体液在体腔内积聚过多又称积水，如胸腔积液、腹腔积水（腹水）、心包积液等。

2. 水肿发生机制　水肿的发生主要与两大机制有关：①血管内外液体交换失衡，使组织液生成大于回流；②机体内外液体交换失衡，使体内钠水潴留。组织液生成大于回流，导致水肿的发生，主要见于：①毛细血管血压增高；②血浆胶体渗透压下降；③微血管壁通透性增高；④淋巴回流受阻。机体内外液体交换失衡，使体内钠水潴留，主要见于：①肾小球滤过率下降；②近曲小管增加钠、水重吸收；③远曲小管和集合管增加钠、水重吸收。

3. 常见水肿的类型　见表10-1。

表10-1　水肿的类型

水肿分类	概念	形成机制	主要表现
心源性水肿	右心衰竭引起的全身性水肿称心源性水肿	①静脉回流受阻；②心排血量减少，有效循环血量不足	全身性水肿
肝性水肿	严重的肝疾病引起的水肿称肝性水肿	①门静脉流体静压增高；②血浆胶体渗透压降低；③肝对醛固酮、抗利尿激素等的"作用"降低；④淋巴回流受阻	腹水，全身水肿常不明显，最常见于各种肝硬化
肾性水肿	肾原发性疾病过程中发生的水肿称肾性水肿	①急性肾小球肾炎；②肾病综合征	水肿首先发生在眼睑
肺水肿	肺组织有过多的液体积聚称肺水肿	①肺静脉回流受阻；②肺血容量增多；③肺淋巴回流障碍；④肺微血管壁通透性高	急性肺水肿常于左心衰竭时发生，患者突发呼吸困难，表现为端坐呼吸和心源性哮喘，可咳白色或粉红色泡沫样痰；慢性肺水肿的表现常不典型
脑水肿	过多液体在脑组织中积聚，使脑体积、重量增加，称为脑水肿	①血管源性脑水肿；②细胞中毒性脑水肿；③间质性脑水肿	过多液体在脑组织中积聚，使脑体积、重量增加。

4. 水肿对机体的影响　水肿对机体的影响主要取决于发生的部位、程度、发展速度以及持续的时间。

【巩固练习，决胜考场】

一、名词解释

1. 水肿
2. 积水
3. 脑水肿
4. 心源性水肿
5. 肾性水肿
6. 肝性水肿
7. 肺水肿
8. 脑肿胀

二、填空题

1. 全身性水肿常见类型有_____、_____、_____。
2. 脑水肿可分为_____、_____、_____。
3. 毛细血管流体静脉压增高的最常见原因是_____，血浆胶体渗透压降低的主要因素是_____。
4. 引起肾小球滤过率下降的常见原因是_____和_____。
5. 肾病性水肿的主要发病机制是_____，肾炎性水肿的主要发病机制是_____。
6. 一般的，肝性水肿表现为_____，心源性水肿最早出现部位是_____，肾性水肿首先出现于_____。
7. 心源性水肿发生的主要机制：_____、_____。
8. 水肿根据水肿波及范围可把水肿分为_____、_____。
9. 肝硬化腹水产生的最重要原因是_____。
10. 丝虫病产生水肿的最重要原因是_____。

三、选择题

A 型题

1. 下列哪项不属于全身性水肿（　　）
   A. 心源性水肿　　　B. 肝性水肿
   C. 营养不良性水肿　D. 肾性水肿
   E. 过敏性水肿

2. 充血性心力衰竭可引起的水肿为（　　）
   A. 肝性水肿　　　B. 心源性水肿
   C. 下肢水肿　　　D. 肾性水肿
   E. 肺水肿

3. 肾性水肿者，其水肿常先出现于（　　）
   A. 下肢　　　　　B. 全身
   C. 眼睑　　　　　D. 胸腔
   E. 腹腔

4. 心源性水肿者，其水肿常先出现于（　　）
   A. 人体的最低部位　B. 眼睑
   C. 全身　　　　　　D. 胸腔
   E. 腹腔

5. 水肿的产生机制不包括（　　）
   A. 钠、水潴留
   B. 毛细血管滤过压升高
   C. 毛细血管通透性增高
   D. 血浆胶体渗透压增高
   E. 淋巴液或静脉回流受阻

6. 水肿是指（　　）
   A. 血管内液增多
   B. 水在体内滞留
   C. 细胞内液过多聚
   D. 淋巴液增加
   E. 过多液体在组织间隙或体腔中积聚

7. 在机体各器官组织中，抗水肿能力较强的是（　　）
   A. 脑组织　　　　B. 心组织
   C. 肺组织　　　　D. 肝组织
   E. 肾组织

8. 全身体循环静脉压增高的常见原因是（　　）
   A. 血栓阻塞静脉腔　B. 肿瘤转移到静脉
   C. 瘢痕压迫静脉壁　D. 右心衰竭
   E. 左心衰竭

9. 不会导致血管内外液体交换失衡的因素是（　　）
   A. 毛细血管壁通透性增加
   B. 毛细血管血压升高
   C. 血浆胶体渗透压下降

D. 肾小球滤过率增加

E. 淋巴回流受阻

10. 引起水钠潴留的基本机制是（　　）

　　A. 毛细血管血压升高

　　B. 血浆胶体渗透压下降

　　C. 肾小球－肾小管失平衡

　　D. 肾小球滤过增加

　　E. 静脉回流受阻

11. 脑水肿是指（　　）

　　A. 脑组织含水量增多

　　B. 脑细胞内液增多

　　C. 脑细胞外液增多

　　D. 脑血量增多

　　E. 脑容量增大

12. 肾性水肿最先出现在（　　）

　　A. 头面部　　　　B. 腰背部

　　C. 双下肢或身体下垂部　D. 腹腔

　　E. 双上肢

13. 最易发生心源性水肿的心脏疾病是（　　）

　　A. 肺源性心脏病

　　B. 心肌病

　　C. 心肌炎

　　D. 冠状动脉粥样硬化性心脏病

　　E. 高血压性心脏病

14. 肾性水肿首先发生于眼睑部位的主要因素是（　　）

　　A. 水肿液的性状

　　B. 组织结构疏松

　　C. 重力效应

　　D. 局部微血管通透性增加

　　E. 局部淋巴回流障碍

15. 肝性水肿最常见的病因是（　　）

　　A. 急性病毒性肝炎

　　B. 门脉性肝硬化

　　C. 急性中毒性肝炎

　　D. 早期原发性肝癌

　　E. 肝内血管瘤

16. 心源性水肿一般首先出现在（　　）

　　A. 头面部

　　B. 双上肢

　　C. 双下肢或身体下垂部

　　D. 腹腔

　　E. 腰背部

17. 最易引起肺水肿的疾病是（　　）

　　A. 肺梗死　　　　B. 肺气肿

　　C. 肺源性心脏病　D. 二尖瓣狭窄

　　E. 慢性支气管炎

18. 引起血浆胶体渗透压降低的常见病因是（　　）

　　A. 肝硬变　　　　B. 严重营养不良

　　C. 肾病综合征　　D. 恶性肿瘤

　　E. 以上都是

19. 造成体内外液体交换平衡失调——钠、水潴留的机制哪项是不正确的（　　）

　　A. GFR 降低

　　B. 心房肽分泌减少

　　C. 肾小球滤过分数降低

　　D. 醛固酮分泌增多

　　E. ADH 分泌增多

20. 易引起肺水肿的病因是（　　）

　　A. 肺源性心脏病　B. 肺梗死

　　C. 肺气肿　　　　D. 二尖瓣狭窄

　　E. 三尖瓣狭窄

21. 低蛋白血症引起水肿的机制是（　　）

　　A. 毛细血管内压升高

　　B. 血浆胶体渗透压下降

　　C. 组织间液的胶体渗透压升高

　　D. 组织间液的流体静压下降

　　E. 毛细血管壁通透性升高

22. 影响血浆胶体渗透压最重要的蛋白质是（　　）

　　A. 白蛋白　　　　B. 球蛋白

　　C. 纤维蛋白原　　D. 凝血酶原

　　E. 珠蛋白

23. 影响血管内外液体交换的因素中下列哪一因素不存在（　　）

　　A. 毛细血管流体静压　B. 血浆晶体渗透压

　　C. 血浆胶体渗透压　　D. 微血管壁通透性

　　E. 淋巴回流

24. 微血管壁受损引起水肿的主要机制是（　　）

A. 毛细血管流体静压升高

B. 淋巴回流障碍

C. 静脉端的流体静压下降

D. 组织间液的胶体渗透压增高

E. 血液浓缩

25. 充血性心力衰竭时肾小球滤过分数增加主要是因为（ ）

A. 肾小球滤过率升高

B. 肾血浆流量增加

C. 出球小动脉收缩比入球小动脉收缩明显

D. 肾小管周围毛细血管中血浆渗透增高

E. 肾小管周围毛细血管中流体静压升高

X 型题

1. 引起血浆白蛋白减少的疾病有（ ）

 A. 胃肠道功能障碍 B. 肝功能障碍

 C. 肾病综合征 D. 慢性消耗性疾病

 E. 长期饥饿

2. 肝性水肿的发病机制主要有（ ）

 A. 肝静脉回流受阻

 B. 门静脉淤血

 C. 钠、水潴留

 D. 有效胶体渗透压的作用

 E. 醛固酮分泌减少

3. 水肿按其原因命名有（ ）

 A. 显性水肿 B. 肝性水肿

 C. 黏液性水肿 D. 肾性水肿

 E. 心源性水肿

4. 引起肾小球滤过率下降的疾病有（ ）

 A. 急性肾球肾炎和慢性肾小球肾炎

 B. 肝硬化腹水

 C. 心力衰竭

 D. 肾小管坏死

 E. 失血性休克

5. 引起血管内外液体交换失平衡的基本因素有（ ）

 A. 毛细血管有效流体静压升高

 B. 毛细血管壁通透性升高

 C. 血浆胶体渗透压下降

 D. 醛固酮增多

 E. 淋巴回流受阻

6. 引起肾小球滤过率下降的疾病有（ ）

 A. 急性肾小球肾炎和慢性肾小球肾炎

 B. 充血性心力衰竭

 C. 严重肝硬化腹水

 D. 严重贫血

 E. 急性肾盂肾炎

7. 引起血管内外液体交换障碍的因素有（ ）

 A. 毛细血管壁通透性增高

 B. 血管流体静压升高

 C. 肾小球滤过率降低

 D. 血浆胶体渗透压降低

 E. 淋巴回流障碍

8. 引起肾小管重吸收增强的重要因素有（ ）

 A. 肾小球滤过率下降

 B. 心房肽减少

 C. 醛固酮增多

 D. 肾小球滤过分数增多

 E. ADH 降低

9. 渗出液和漏出液的主要鉴别有（ ）

 A. 细胞数量 B. 蛋白含量

 C. 酸碱度 D. 比重

 E. 液体量

四、判断题（正确的画"√"，错误的画"×"）

1. 肾性水肿首先出现在身体的下垂部位。（ ）

2. 水肿是组织间隙内的体液增多。（ ）

3. 肿瘤压迫局部静脉使毛细血管的流体静压增高，可形成全身水肿。（ ）

4. 白蛋白主要维持血浆晶体渗透压，所以白蛋白合成减少或丢失增加，血浆胶体渗透压下降，组织液生成增加引起水肿。（ ）

5. 左心衰竭引起的全身性水肿称心源性水肿。（ ）

6. 肾病综合征引起水肿原因主要是长期、大量的蛋白尿，引起血浆胶体渗透压降低，组织间液回流减少。（ ）

7. 严重的肝病引起的水肿主要表现为腹水。（ ）

8. 急性肺水肿常于右心衰竭时发生。（ ）

9. 过多液体在脑组织中积聚，使脑体积、重量增加，则为脑水肿。（　　）

10. 钠水潴留是引起全身性水肿的非常重要原因，其中肾在调节钠水动态平衡中起重要作用。（　　）

五、简答题

1. 简述全身性水肿的类型及机制。
2. 简述血管内外液体交换失平衡的原因和机制。
3. 简述水肿时引起体内、外液体交换失平衡的机制。
4. 简述血浆胶体渗透压降低的原因及引起水肿的机制。
5. 简述水肿对机体的影响。

（樊燕燕）

第11章 酸碱平衡紊乱

【提炼精华，突显考点】

酸碱平衡（acid-bace balance）是指在生理情况下，机体通过处理酸碱物质含量和比例，以维持体液 pH 值相对稳定性的过程。尽管机体对酸碱负荷具有强大的缓冲能力和有效的调节功能，但在某些病因的作用下，可出现酸碱超负荷或调节机制障碍而导致体液酸碱度稳定性破坏，形成酸碱平衡紊乱（acid-bace disturbance）。

第1节 酸碱的概念及酸碱物质的来源和调节

1. 酸 在化学反应过程中，凡能释放出 H^+ 的化学物质称为酸，如 H_2CO_3、HCl、NH_4^+ 等。
2. 碱 在化学反应过程中，凡能接受 H^+ 的化学物质称为碱，如 HCO_3^-、NH_3、OH^- 等。
3. 体液中酸性物质的来源 来源于代谢所产生的挥发酸和固定酸以及摄入的一些酸性食物，包括服用酸性药物，如氯化铵、水杨酸等。
4. 体液中碱性物质的来源 来源于食物，特别是蔬菜、瓜果中所含的有机酸盐（柠檬酸盐、苹果酸盐等）。
5. 机体对酸碱平衡的调节 通过血液的缓冲系统、肺、组织细胞和肾等来维持血液酸碱度的稳态（表 11-1）。

表 11-1 机体对酸碱平衡的调节

机体的调节方式	调节的途径
血液的缓冲	通过血浆 HCO_3^- 缓冲对、Hb 和 HbO_2 缓冲对、细胞内 HCO_3^- 缓冲对、血浆蛋白缓冲对、磷酸盐缓冲对来调节。通过接受 H^+ 或释放 H^+，将强酸或强碱转变成弱酸或弱碱，减轻 pH 变动的程度
肺的调节	呼吸运动的中枢调节：延髓呼吸中枢化学感受器对动脉血二氧化碳分压（$PaCO_2$）的变化非常敏感，$PaCO_2$ 升高可以增加脑脊液 H^+ 的含量，兴奋呼吸中枢使肺泡通气量增加，从而使 $PaCO_2$ 下降；如果 $PaCO_2$ 增加超过 80mmHg 以上，呼吸中枢反而受到抑制，产生 CO_2 麻醉
	呼吸运动的外周调节：当 PaO_2 降低、pH 降低或 $PaCO_2$ 升高时，通过外周化学感受器反射性兴奋呼吸中枢，使呼吸加深加快，增加 CO_2 排出量。但 PaO_2 过低对呼吸中枢的直接效应是抑制效应
组织细胞的调节	酸中毒时，由于细胞外液 H^+ 浓度增加，故 H^+ 弥散进入细胞内，同时细胞内的 K^+ 和 Na^+ 则移出细胞外，从而维持电中性；碱中毒时恰好相反

续表

机体的调节方式	调节的途径
肾的调节	肾小管上皮细胞在不断分泌 H^+ 的同时,将肾小球滤过的 $NaHCO_3$ 重吸收入血,防止细胞外液 $NaHCO_3$ 的丢失
	通过磷酸盐的酸化和分泌 NH_4^+ 生成新的 $NaHCO_3$,以补充机体的消耗,从而维持血液 HCO_3^- 浓度的相对恒定
	肾可减少 $NaHCO_3$ 的生成和重吸收,使血浆 $NaHCO_3$ 浓度降低

第2节 酸碱平衡紊乱的类型及常用检测指标

1. 酸碱平衡紊乱的分类 见表11-2。

表11-2 酸碱平衡紊乱的类型

根据血液 pH 的高低分类	pH 降低:酸中毒
	pH 升高:碱中毒
根据血浆 HCO_3^- 含量和 H_2CO_3 含量	HCO_3^- 浓度原发性降低:代谢性酸中毒
	HCO_3^- 浓度原发性增高:代谢性碱中毒
	H_2CO_3 浓度原发性增高:呼吸性酸中毒
	H_2CO_3 浓度原发性降低:呼吸性碱中毒
根据机体发生酸碱平衡紊乱时 pH 是否正常	血液 pH 正常:代偿性酸或碱中毒
	血液 pH 高于(或低于)正常:失代偿性酸(或碱)中毒
临床分类	单纯型酸碱平衡紊乱
	混合型酸碱平衡紊乱

2. 常用检测指标 pH、动脉血二氧化碳分压、标准碳酸氢盐和实际碳酸氢盐、缓冲碱、碱剩余、阴离子间隙等。

第3节 单纯性酸碱平衡紊乱

1. 代谢性酸中毒 是指细胞外液 H^+ 增加和(或)HCO_3^- 丢失引起的 pH 下降,以血浆 HCO_3^- 浓度原发性减少为特征的酸碱平衡紊乱。见表11-3。

表11-3 代谢性酸中毒

分类	AG 增大型代谢性酸中毒
	AG 正常型代谢性酸中毒
机体的调节方式	血浆的缓冲作用:通过血浆中缓冲对完成
	肺的调节:刺激中枢和外周化学感受器,反射性引起呼吸中枢兴奋,呼吸加深加快
	细胞调节:多在酸中毒 2~4 小时后发生
	肾的代偿:肾通过排酸保碱来发挥代偿功能

	续表
对机体的影响	心血管系统：①心肌收缩力降低；②室性心律失常；③血管系统：对儿茶酚胺的敏感性降低
	中枢神经系统：主要表现是抑制，如反应迟钝、嗜睡等，严重者可出现昏迷
防治原则	预防和治疗原发病
	碱性药物的应用

2. 单纯性酸碱平衡紊乱的分类及比较　见表11-4，表11-5。

表11-4　四型单纯性酸碱平衡紊乱的区别

	代谢性酸中毒	呼吸性酸中毒	代谢性碱中毒	呼吸性碱中毒
原因	酸潴留或碱丧失	通气不足	碱潴留或酸丧失	通气过度
原发环节	$[H^+]\uparrow/[HCO_3^-]\downarrow$	$[H_2CO_3]\uparrow$	$[H^+]\downarrow/[HCO_3^-]\uparrow$	$[H_2CO_3]\downarrow$
pH	正常/↓	正常/↓	正常/↑	正常/↑
$PaCO_2$	↓	↑	↑	↓
AB、SB、BB	↓	↑	↑	↓
AB 与 SB	AB < SB	AB > SB	AB > SB	AB < SB
BE	负值加大	正值加大	正值加大	负值加大

注：↑升高；↓降低

表11-5　酸碱平衡紊乱的血浆酸碱指标和离子变化

		pH	$PaCO_2$	AB	SB	BB	BE	Cl^-	K^+
代谢性酸中毒		↓/(-)	↓	↓	↓	↓	↓	↑/(-)	↑
呼吸性酸中毒	急性	↓	↑	↑/(-)	↑/(-)	(-)	(-)	↓	↑
	慢性	↓/(-)	↑	↑	↑	↑	↑	↓	↑
代谢性碱中毒		↑/(-)	↑	↑	↑	↑	↑	↓	↓
呼吸性碱中毒	急性	↑	↓	↓/(-)	↓/(-)	(-)	(-)	↑	↓
	慢性	↑(-)	↓	↓	↓	↓	↓	↑	↓

注：↑升高；↓降低；(-)无变化

第4节　混合性酸碱平衡紊乱

同一患者有两种或两种以上单纯性酸碱平衡紊乱同时并存，称为混合型酸碱平衡紊乱。可以分为双重性酸碱平衡紊乱和三重性酸碱平衡紊乱。

1. 双重性酸碱平衡紊乱　通常指两种酸中毒或两种碱中毒合并存在，如代谢性酸中毒合并呼吸性酸中毒。

2. 三重性酸碱平衡紊乱　如呼吸性酸中毒合并 AG 增高型代谢性酸中毒和代谢性碱中毒；呼吸性碱中毒合并 AG 增高型代谢性酸中毒和代谢性碱中毒。

【巩固练习，决胜考场】

一、名词解释

1. 阴离子间隙（anion gap，AG）
2. 代谢性酸中毒（metabolic acidosis）
3. AG 正常型代谢性酸中毒（normal AG acidosis）
4. 呼吸性酸中毒（respiratory acidosis）
5. 代谢性碱中毒（metabolic alkalosis）
6. 呼吸性碱中毒（respiratory alkalosis）
7. 混合性酸碱平衡紊乱（mixed acid-base disorders）

二、填空题

1. 肾调节酸碱平衡的方式主要包括：_____、_____、_____。
2. $PaCO_2$ 原发性减少可见于_____，$PaCO_2$ 继发性减少可见于_____。
3. 急性呼吸性酸中毒，机体主要代偿为_____和_____。
4. 碱中毒时，血红蛋白氧离曲线_____移；酸中毒时，毛细血管前括约肌_____。
5. 代谢性酸中毒的基本特征是原发性_____减少，血浆 SB_____，AB_____，BE_____。
6. 频繁呕吐 2 天（未经治疗）可引起_____性脱水，_____中毒，血 K^+_____。
7. 酸中毒导致高血钾的机制主要有：_____、_____。
8. 呼吸性酸中毒时中枢神经系统功能紊乱的症状较代谢性酸中毒时严重的机制在于 CO_2 具有两个特点：_____。
9. 急性呼吸性酸中毒的主要代偿是_____，而慢性呼吸性酸中毒的主要代偿则为_____。
10. 酸中毒常伴有_____钾血症，碱中毒常伴有_____钾血症。

三、选择题

A 型题

1. 机体的正常代谢必须处于（　　）
   A. 弱酸性的体液环境中
   B. 弱碱性的体液环境中
   C. 较强的酸性体液环境中
   D. 较强的碱性体液环境中
   E. 中性的体液环境中

2. 正常体液中的 H^+ 主要来自（　　）
   A. 食物中摄入的 H^+　　B. 碳酸释出的 H^+
   C. 硫酸释出的 H^+　　D. 脂肪代谢产生的 H^+
   E. 糖酵解过程中生成的 H^+

3. 碱性物的来源有（　　）
   A. 氨基酸脱氨基产生的氨
   B. 肾小管细胞分泌的氨
   C. 蔬菜中含有的有机酸盐
   D. 水果中含有的有机酸盐
   E. 以上都是

4. 机体在代谢过程中产生最多的酸性物质是（　　）
   A. 碳酸　　　　　　　B. 硫酸
   C. 乳酸　　　　　　　D. 三羧酸
   E. 乙酰乙酸

5. 血液中缓冲固定酸最强的缓冲对是（　　）
   A. Pr^- / HPr　　　　B. Hb^- / HHb
   C. HCO_3^- / H_2CO_3　　D. HbO_2^- / $HHbO_2$
   E. HPO_4^{2-} / $H_2PO_4^-$

6. 血液中挥发酸的缓冲主要靠（　　）
   A. 血浆 HCO_3^-　　　B. 红细胞 HCO_3^-
   C. HbO_2 及 Hb　　　D. 磷酸盐
   E. 血浆蛋白

7. 产氨的主要场所是（ ）
   A. 远端小管上皮细胞
   B. 集合管上皮细胞
   C. 管周毛细血管
   D. 基侧膜
   E. 近曲小管上皮细胞

8. 血液 pH 值主要取决于血浆中（ ）
   A. [Pr^-] / [HPr^-]
   B. [HCO_3^-] / [$H_2CO_3^-$]
   C. [Hb^-] / [HHb]
   D. [HbO_2^-] / [$HHbCO_2$]
   E. [HPO_4^{2-}] / [$H_2PO_4^-$]

9. 能直接反映血液中一切具有缓冲作用的负离子碱的总和的指标是（ ）
   A. $PaCO_2$
   B. 实际碳酸氢盐（AB）
   C. 标准碳酸氢盐（SB）
   D. 缓冲碱（BB）
   E. 碱剩余（BE）

10. 标准碳酸氢盐小于实际碳酸氢盐（SB＜AB）可能有（ ）
    A. 代谢性酸中毒   B. 呼吸性酸中毒
    C. 呼吸性碱中毒   D. 混合性碱中毒
    E. 高阴离子间隙代谢性酸中毒

11. 阴离子间隙增高时反映体内发生了（ ）
    A. 正常血氯性代谢性酸中毒
    B. 高血氯性代谢性酸中毒
    C. 低血氯性呼吸性酸中毒
    D. 正常血氯性呼吸性酸中毒
    E. 高血氯性呼吸性酸中毒

12. 阴离子间隙正常型代谢性酸中毒可见于（ ）
    A. 严重腹泻   B. 轻度肾衰竭
    C. 肾小管酸中毒   D. 使用碳酸酐酶抑制药
    E. 以上都是

13. 下列哪一项不是代谢性酸中毒的原因（ ）
    A. 高热   B. 休克
    C. 呕吐   D. 腹泻
    E. 高钾血症

14. 急性代谢性酸中毒机体最主要的代偿方式是（ ）
    A. 细胞外液缓冲   B. 细胞内液缓冲
    C. 呼吸代偿   D. 肾代偿
    E. 骨骼肌代偿

15. 一肾衰竭患者血气分析可见：pH7.28，$PaCO_2$ 3.7kPa（28mmHg），HCO_3^- 17mmol/L，最可能的酸碱平衡紊乱类型是（ ）
    A. 代谢性酸中毒   B. 呼吸性酸中毒
    C. 代谢性碱中毒   D. 呼吸性碱中毒
    E. 以上都不是

16. 一休克患者，血气测定结果如下：pH7.31，$PaCO_2$4.6kPa（35mmHg），HCO_3^- 17mmol/L，Na^+ 140mmol/L，Cl^- 104mmol/L，K^+ 4.5mmol/L，最可能的酸碱平衡紊乱类型是（ ）
    A. AG 正常型代谢性酸中毒
    B. AG 增高型代谢性酸中毒
    C. 代谢性酸中毒合并代谢性碱中毒
    D. 代谢性酸中毒合并呼吸性酸中毒
    E. 呼吸性酸中毒合并呼吸性碱中毒

17. 治疗代谢性酸中毒的首选药物是（ ）
    A. 乳酸钠   B. 三羟基氨基甲烷
    C. 柠檬酸钠   D. 磷酸氢二钠
    E. 碳酸氢钠

18. 下列哪一项不是呼吸性酸中毒的原因（ ）
    A. 呼吸中枢抑制   B. 肺泡弥散障碍
    C. 通风不良   D. 呼吸道阻塞
    E. 胸廓病变

19. 下列哪一项不是引起酸中毒时心肌收缩力降低的机制（ ）
    A. 代谢酶活性抑制
    B. 低钙
    C. H^+ 竞争性地抑制钙与肌钙蛋白亚单位结合
    D. H^+ 影响钙内流
    E. H^+ 影响心肌细胞肌浆网释放钙

20. 急性呼吸性酸中毒的代偿调节主要靠（ ）
    A. 血浆蛋白缓冲系统
    B. 碳酸氢盐缓冲系统
    C. 非碳酸氢盐缓冲系统
    D. 磷酸盐缓冲系统

E. 其他缓冲系统

21. 慢性呼吸性酸中毒的代偿调节主要靠（　　）
 A. 呼吸代偿　　　　B. 肺代偿
 C. 血液系统代偿　　D. 肾代偿
 E. 骨骼肌代偿

22. 某溺水窒息患者，经抢救后血气分析结果为：pH7.18，$PaCO_2$ 9.9kPa（75mmHg），HCO_3^- 28mmol/L，最可能的酸碱平衡紊乱类型是（　　）
 A. 代谢性酸中毒
 B. 急性呼吸性酸中毒
 C. 慢性呼吸性酸中毒
 D. 代谢性酸中毒合并代谢性碱中毒
 E. 代谢性碱中毒

23. 某肺源性心脏病患者，因感冒肺部感染而住院，血气分析为：pH7.32，$PaCO_2$ 9.4kPa（71mmHg），HCO_3^- 37mmol/L，最可能的酸碱平衡紊乱类型是（　　）
 A. 代谢性酸中毒　　B. 急性呼吸性酸中毒
 C. 慢性呼吸性酸中毒　D. 混合性酸中毒
 E. 代谢性碱中毒

24. 呼吸衰竭时合并哪一种酸碱失衡时易发生肺性脑病（　　）
 A. 代谢性酸中毒　　B. 代谢性碱中毒
 C. 呼吸性酸中毒　　D. 呼吸性碱中毒
 E. 混合性碱中毒

25. 严重失代偿性呼吸性酸中毒时，下列哪项治疗措施是错误的（　　）
 A. 去除呼吸道梗阻　B. 使用呼吸中枢兴奋药
 C. 使用呼吸中枢抑制药　D. 控制感染
 E. 使用碱性药物

26. 下列哪一项不是代谢性碱中毒的原因（　　）
 A. 严重腹泻
 B. 剧烈呕吐
 C. 应用利尿药（呋塞米、噻嗪类）
 D. 盐皮质激素过多
 E. 低钾血症

27. 某幽门梗阻患者发生反复呕吐，血气分析结果为：pH7.5，$PaCO_2$ 6.6kPa（50mmHg），HCO_3^- 36mmol/L，最可能的酸碱平衡紊乱类型是（　　）
 A. 代谢性酸中毒　　B. 代谢性碱中毒
 C. 呼吸性酸中毒　　D. 呼吸性碱中毒
 E. 混合性碱中毒

28. 如血气分析结果为 $PaCO_2$ 升高，同时 HCO_3^- 降低，最可能的诊断是（　　）
 A. 呼吸性酸中毒　　B. 代谢性酸中毒
 C. 呼吸性碱中毒　　D. 代谢性碱中毒
 E. 以上都不是

29. 由于剧烈呕吐引起的代谢性碱中毒最佳治疗方案是（　　）
 A. 静脉滴注 0.9% 生理盐水
 B. 给予噻嗪类利尿药
 C. 给予抗醛固酮药物
 D. 给予碳酸酐酶抑制药
 E. 给予三羟基氨基甲烷

30. 下列哪一项不是呼吸性碱中毒的原因（　　）
 A. 吸入气中氧分压过低
 B. 癔症
 C. 发热
 D. 长期处在密闭小室内
 E. 脑外伤刺激呼吸中枢

31. 某肝性脑病患者，血气测定结果为：pH7.48，$PaCO_2$ 3.4kPa（22.6mmHg），HCO_3^- 19mmol/L，最可能的酸碱平衡紊乱类型是（　　）
 A. 代谢性酸中毒　　B. 呼吸性酸中毒
 C. 代谢性碱中毒　　D. 呼吸性碱中毒
 E. 混合型碱中毒

32. 碱中毒时出现手足搐搦的重要原因是（　　）
 A. 血清 K^+ 降低　　B. 血清 Cl^- 降低
 C. 血清 Ca^{2+} 降低　D. 血清 Na^+ 降低
 E. 血清 Mg^{2+} 降低

33. 酮症酸中毒时下列哪项不存在（　　）
 A. 血 K^+ 升高　　B. AG 升高
 C. $PaCO_2$ 下降　　D. BE 负值增大
 E. Cl^- 增高

34. 肾小管酸中毒引起的代谢性酸中毒，下列哪项不存在（　　）
 A. 血 K^+ 升高　　B. AG 升高
 C. $PaCO_2$ 下降　　D. BE 负值增大

E. Cl^- 增高

35. 休克引起代谢性酸中毒时，机体可出现（　　）

A. 细胞内 K^+ 释出，肾内 H^+-Na^+ 交换降低

B. 细胞内 K^+ 释出，肾内 H^+-Na^+ 交换升高

C. 细胞外 K^+ 内移，肾内 H^+-Na^+ 交换升高

D. 细胞外 K^+ 内移，肾内 H^+-Na^+ 交换降低

E. 细胞外 K^+ 内移，肾内 K^+-Na^+ 交换升高

X 型题

1. 代谢性碱中毒的发生原因有（　　）

A. 胃液丢失过多　　B. 低钾血症

C. 醛固酮分泌过多　D. 库存血输入过多

E. 低氯血症

2. 下列哪些情况可出现 $PaCO_2$ 低于正常（　　）

A. 代谢性酸中毒　　B. 呼吸性酸中毒

C. 呼吸性碱中毒　　D. 代谢性碱中毒

E. 酸碱平衡

3. 严重代谢性酸中毒对心血管的影响有（　　）

A. Ca^{2+} 与肌钙蛋白结合增强

B. 毛细血管前括约肌松弛

C. 心律失常

D. 心脏传导阻滞

E. 心肌收缩力减弱

4. 下列哪些能引起乳酸性酸中毒（　　）

A. 休克　　　　　　B. 缺氧

C. 糖尿病　　　　　D. 肺水肿

E. 心力衰竭

5. 某患者严重腹泻 2 天，软弱无力，皮肤弹性差，呼吸深快，心率110次/分，尿少，血清气检查结果：PH7.30、HCO_3^- 13.6mmol/L、$PaCO_2$ 5.32kPa（40mmHg），血清 Na^+ 128mmol/L，血清 K^+ 3.0mmol/L，血清 Cl^- 110mmol/L，可判断为（　　）

A. 低钾血症　　　　B. 脱水

C. 代谢性酸中毒　　D. 呼吸性酸中毒

E. 代谢性碱中毒

6. 下列哪些属于非挥发性酸（　　）

A. 硫酸　　　　　　B. 碳酸

C. 磷酸　　　　　　D. β-羟丁酸

E. 尿酸

7. 下列酸碱指标中哪些排除了呼吸的影响（　　）

A. AB　　　　　　B. SB

C. BB　　　　　　D. BE

E. $PaCO_2$

8. 动脉血 pH 值在 7.35～7.45 可能说明（　　）

A. 代谢性酸中毒合并代谢性碱中毒

B. 没有酸碱平衡紊乱

C. 代偿性代谢性酸中毒

D. 呼吸性酸中毒合并代谢性碱中毒

E. 代谢性碱中毒合并呼吸性酸中毒

9. 酸中毒时肾的代偿方式有（　　）

A. 碳酸氢钠重吸收增强

B. 磷酸盐的酸化加强

C. 肾小管上皮 H^+-Na^+ 交换减少

D. 肾小管上皮细胞泌氨增强

E. 肾小管上皮细胞泌氢增多

10. 剧烈呕吐引起代谢性碱中毒的原因是（　　）

A. 胃液中丢失大量的 H^+

B. 胃液中丢失大量的 K^+

C. 胃液中丢失大量的 Cl^-

D. 胃液中丢失大量的 HCO_3^-

E. 胃液中丢失大量的细胞外液

四、判断题

1. 血液 pH 高低取决于血浆中碳酸氢钠的浓度。（　　）

2. $PaCO_2$ 是直接受机体呼吸功能影响的指标。（　　）

3. 酸中毒时碳酸酐酶的活性受到抑制。（　　）

4. 碱中毒时出现手足抽搐主要是血镁降低所致。（　　）

5. 酸中毒患者尿液呈碱性说明患者一定合并碱中毒。（　　）

6. 急性呼吸性酸中毒时，机体的主要代偿方式是肾的代偿调节。（　　）

7. 血液 pH 正常，可以肯定该患者处于酸碱平衡状态。（　　）

8. 酸中毒患者其血液、尿液一定呈酸性。（　　）

9. 慢性呼吸性酸中毒时，机体的主要代偿方式是肾的代偿调节。（　　）

10. 频繁呕吐易引起代谢性碱中毒。（　　）
11. 急性呼吸性酸中毒时，肾的代偿调节能力最强。（　　）

五、简答题

1. 代谢性酸中毒时中枢神经系统功能有何改变？其机制是什么？
2. 代谢性酸中毒、代谢性碱中毒对钾代谢有何影响并说明其机制？
3. 根据 AG 的改变可将代谢性酸中毒分为几种类型？每种类型的原因及其机制是什么？
4. 代谢性酸中毒时心血管系统功能有何改变？其机制是什么？
5. 为什么急性呼吸性酸中毒患者中枢神经系统功能紊乱较代谢性酸中毒患者更明显？
6. 剧烈呕吐易引起何种酸碱平衡紊乱？机制如何？

（王志慧）

第 12 章 缺 氧

【提炼精华，突显考点】

缺氧（hypoxia）是由于供氧减少或不能充分利用氧，所导致的器官、组织或细胞代谢、功能和形态结构异常变化的病理过程。

1. 常用的血氧指标及其意义　见表 12-1。

表 12-1　常用的血氧指标及其意义

血氧指标	含义	正常值	影响因素
血氧分压（PO_2）	溶解在血液中的氧所产生的张力	$PaO_2 \approx 100mmHg$（13.3kPa） $PvO_2 \approx 40\ mmHg$（5.33kPa）	PaO_2：吸入气体氧分压和肺通气与弥散功能 PvO_2：组织摄氧和利用氧的能力
血氧容量（CO_2max）	100ml 血液中 Hb 的最大携氧量	$CO_2max \approx 200ml/L$	Hb 的质与量
血氧含量（CO_2）	100ml 血液中 Hb 的实际携氧量	$CaO_2 \approx 190\ ml/L$ $CvO_2 \approx 140\ ml/L$	氧分压与氧容量
动-静脉血氧含量差	动脉血氧含量与静脉血氧含量的差值	$CaO_2 - CvO_2 \approx 50\ ml/L$	组织耗氧量
血氧饱和度（SO_2）	血红蛋白的氧饱和度	$SaO_2 \approx 95\%$ $SvO_2 \approx 75\%$	氧分压

2. 缺氧的病因分类　见图 12-1。

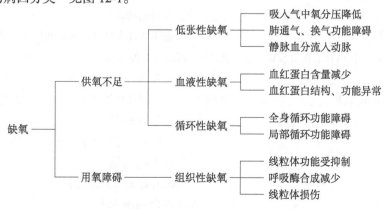

图 12-1　缺氧的病因分类

3. 缺氧的类型及皮肤黏膜颜色的比较　见表12-2。

表12-2　缺氧类型及皮肤黏膜颜色比较

缺氧类型	PaO_2	CaO_2	CaO_2max	SaO_2	皮肤黏膜颜色
低张性缺氧	↓	↓	N 或 ↑	↓	发绀
血液性缺氧	N	↓	↓ 或 N	N	贫血：苍白；一氧化碳中毒：樱桃红色；高铁血红蛋白血症：咖啡色
循环性缺氧	N	N	N	N	缺血：苍白 淤血：发绀
组织性缺氧	N	N	N	N	红色或玫瑰红

注：N 表示正常，↓表示下降

【巩固练习，决胜考场】

一、名词解释

1. 缺氧
2. 低张性（乏氧性）缺氧
3. 血液性缺氧
4. 循环性缺氧
5. 组织性缺氧
6. 发绀
7. 肠源性发绀

二、填空题

1. 低张性缺氧，其动脉血气指标最具特征性的变化是_____。
2. 引起氧离曲线右移的因素有_____、_____、_____、_____、_____。
3. 缺氧的类型有_____、_____、_____、_____。
4. 发绀是血中增加_____至_____时，皮肤黏膜呈_____色。CO中毒时，皮肤黏膜呈_____色。亚硝酸盐中毒时呈_____色。严重贫血时呈_____色。
5. 低张性缺氧引起的代偿性心血管反应主要表现为_____、_____、_____、_____。
6. CO中毒引起的缺氧是_____缺氧，其血氧指标变化为_____、_____、_____、_____。

三、单选题

A型题

1. 缺氧的概念是（　　）

A. 低氧血症
B. 血液的氧分压降低
C. 血液的氧含量降低
D. 组织供氧不足或利用氧障碍
E. 血液的氧容量降低

2. 关于氧疗，哪一项是错的（　　）

A. CO中毒可用吸纯氧治疗
B. 对低张性效果最好
C. 局部组织缺氧一般不需全身吸氧治疗
D. 高浓度氧和高压氧有引起氧中毒的危险
E. 血液性、组织性缺氧因 PaO_2 正常，没有意义

3. 引起"肠源性发绀"的原因是（　　）

A. 肠系膜血管痉挛　　B. 一氧化碳中毒
C. 亚硝酸盐中毒　　　D. 氰化物中毒
E. 肠道淤血

4. 健康者进入高原地区或通风不良的矿井可发生缺氧的主要原因是（　　）

A. 吸入气的氧分压低　B. 肺部气体交换差
C. 肺循环血流量少　　D. 血液携氧能力差
E. 组织血流量少

5. 最能反映组织中毒性缺氧的指标是（　　）

A. PaO_2 降低
B. 动静脉氧含量差降低
C. CO_2max 降低

D. CaO_2 正常

E. 动静脉氧含量差增大

6. 血液性缺氧血氧指标特殊变化是（　　）

A. 动脉血氧分压正常

B. 动脉血氧饱和度正常

C. 动脉血氧含量下降

D. 血氧容量降低

E. 动-静脉氧差减少

7. 一氧化碳中毒造成缺氧的主要原因是（　　）

A. 氧与血红蛋白结合速率变慢

B. 氧合血红蛋白解离速度变快

C. 碳氧血红蛋白无携氧能力

D. 红细胞内 2,3-DPG 减少

E. 氧离曲线左移

8. 引起"肠源性发绀"的原因是（　　）

A. 亚硝酸盐中毒　　B. 一氧化碳中毒

C. 氰化物中毒　　　D. 肠道淤血水肿

E. 肠系膜血管痉挛收缩

9. 循环性缺氧时血氧指标最具特征性的是（　　）

A. 动脉血氧分压正常

B. 动脉血氧含量正常

C. 动脉血氧饱和度正常

D. 血氧容量正常

E. 动-静脉血氧含量差加大

10. 大叶性肺炎引起低张性缺氧时，血氧指标的变化是（　　）

A. 血氧容量下降

B. 动脉血氧饱和度正常

C. 动脉血氧分压下降

D. 静脉血氧含量升高

E. 动-静脉血氧含量差增大

11. 下列哪种原因引起的缺氧往往无发绀（　　）

A. 呼吸功能不全　　B. 组织用氧障碍

C. 心力衰竭　　　　D. 静脉血掺杂

E. 室间隔缺损伴有向左分流

12. 急性缺氧时，血管收缩和血流量减少最明显的器官为（　　）

A. 心脏　　　　　　B. 肝

C. 肺　　　　　　　D. 胃肠道

E. 脑

13. 下列哪一种情况不发生低张性缺氧（　　）

A. 支气管异物　　　B. 吸入大量氯气

C. 服用过量催眠药　D. CO 中毒

E. Fallot 症

14. 某患者血氧检查结果是：血氧容量 20ml/dl，动脉血氧含量 15ml/dl，动脉血氧分压 6.7kPa（50mmHg），动-静脉氧含量差 4ml/dl。其缺氧类型为（　　）

A. 低张性缺氧　　　B. 血液性缺氧

C. 循环性缺氧　　　D. 组织性缺氧

E. 混合性缺氧

15. 男性，14 岁，被人发现在浴室昏迷（使用燃气热水器），该患者血液的碳氧血红蛋白为 60%，诊断为 CO 中毒。CO 中毒通常引起哪种类型的缺氧（　　）

A. 组织性缺氧　　　B. 循环性缺氧

C. 血液性缺氧　　　D. 乏氧性缺氧

E. 失氧性缺氧

X 型题

1. 缺氧时血液系统的代偿形式有（　　）

A. 氧离曲线右移

B. 血液重新分配

C. 红细胞和血红蛋白增加

D. 血红蛋白结合的氧量增加

E. 肌红蛋白增加

2. 缺氧时机体的代偿通过（　　）

A. 呼吸系统，增加通气量

B. 血液系统，增加携氧量

C. 循环系统，增加组织血流量

D. 组织细胞，减少耗氧量

E. 血红蛋白在组织中释氧量增加

3. 急性低张性缺氧时循环系统有代偿意义的变化是（　　）

A. 心肌收缩力增强　B. 肺血管收缩

C. 血流分布改变　　D. 毛细血管增生

E. 心率加快

4. 缺氧时组织细胞的代偿适应有（　　）

A. 无氧酵解增强

B. 肌红蛋白增加，增加储氧量
　C. 参与内呼吸的酶增多
　D. 减少耗氧量
　E. 血流量增加

5. 关于乏氧性缺氧的叙述，正确的有（　　）
　A. 动脉血氧分压和氧含量降低
　B. 血氧容量降低
　C. 动-静脉血氧含量差减小
　D. 可出现呼吸性碱中毒
　E. 静脉血分流入动脉是病因之一

6. 慢性缺氧组织细胞的代偿变化有（　　）
　A. 毛细血管密度增加
　B. 线粒体数目增加
　C. 肌红蛋白量增加
　D. 溶酶体膜通透性增加
　E. 细胞内呼吸功能增强

7. 影响机体对缺氧耐受性的因素有（　　）
　A. 年龄大小　　　B. 适应性锻炼状况
　C. 机体代谢率高低　D. 心、肺功能好坏
　E. 机体耗氧量多少

8. 患者食入大量腌制食品后，皮肤、黏膜呈咖啡色，造成该情况的原因可能是（　　）
　A. 亚硝酸盐中毒　　B. 一氧化碳中毒
　C. 氰化物中毒　　　D. 肠道淤血水肿
　E. 肠道出血性梗死

9. 缺氧时血液系统代偿反应有（　　）
　A. 血氧容量增加
　B. 单核-巨噬细胞系统对红细胞的破坏受抑制
　C. 骨髓造血功能增强
　D. 氧合血红蛋白解离曲线右移
　E. 储血器管收缩红细胞入血增加

10. 急性缺氧时，机体主要的代偿反应包括（　　）
　A. 肺通气量增加　　B. 组织用氧加强
　C. 血液携氧增加　　D. 心脏活动增强
　E. 骨髓红细胞生成增加

四、判断题（正确的画"√"，错误的画"×"）

1. 缺氧就是指吸入氧气不足。（　　）
2. 凡缺氧都有动脉血氧分压和血氧含量减少。（　　）
3. 凡是缺氧都有发绀。（　　）
4. 大叶性肺炎可引起低张性缺氧。（　　）
5. CO中毒导致缺氧患者皮肤黏膜呈玫瑰红色。（　　）

五、简答题

1. 试述低张性缺氧的病因和发病机制。
2. 试述血液性缺氧的病因和发病机制。
3. 试述循环性缺氧的病因和发病机制。
4. 试述组织性缺氧的病因和发病机制。
5. 试述各型缺氧的血气变化特点。
6. 以低张性缺氧为例，说明急性缺氧时机体的主要代偿方式。
7. 缺氧患者是否都有发绀？为什么？

（张静方）

第13章 发 热

【提炼精华,突显考点】

1. **发热(fever)** 是指机体在致热原作用下,使体温调节中枢的调定点上移而引起的调节性体温升高。发热是多种疾病的重要病理过程和临床表现,也是疾病发生的重要信号。发病的类型见图13-1。

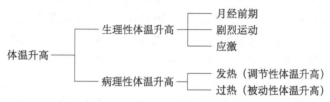

图13-1 发热的类型

2. **外致热原** 指来自体外的致热物质。包括细菌、病毒、真菌、螺旋体和疟原虫等。革兰阴性细菌的内毒素是最常见的外致热原,耐热性高,一般方法难以清除,是血液制品和输液过程中的主要污染物。

3. **内生致热原** 产内生致热原细胞在发热激活物的作用下,产生和释放能引起体温升高的物质,称之为内生致热原(endogenous pyrogen,EP)。

4. **发热的机制示意图** 见图13-2。

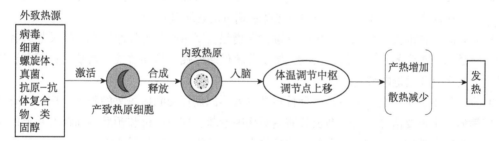

图13-2 发热的机制

5. **发热过程** 大致可分三个时相:体温上升期、高热持续期和体温下降期,见表13-1。

表13-1 发热的过程

	主要临床表现	产生机制	热代谢特点
体温上升期	畏寒	皮肤血管收缩,皮肤血流量减少皮温降低	产热大于散热
	皮肤苍白	皮肤血管收缩,血流量减少	
	寒战	骨骼肌不随意收缩	
	"鸡皮疙瘩"	皮肤竖毛肌收缩	

续表

	主要临床表现	产生机制	热代谢特点
体温持续期	皮肤发红	皮肤血管由收缩转为舒张，皮肤血流量增加	产热与散热在较高水平上保持相对平衡
	自觉酷热	热血灌注，皮温升高	
	皮肤干燥	水分经皮肤蒸发较多	
体温退热期	皮肤潮湿	皮肤血管扩张，大量出汗	散热大于产热

6. 热型　将体温绘制在体温单上，互相连接，就构成了体温曲线，各种体温曲线的形状称为热型。

（1）稽留热　是指体温恒定的维持在 39～40℃以上的高水平，达数天或数周，24 小时内体温波动范围不超过 1℃。常见于大叶性肺炎、斑疹伤寒、伤寒高热期等。

（2）弛张热　又称败血症热型。体温常在 39℃以上，波动幅度大，24 小时内波动范围超过 2℃，但都在正常水平以上。常见于败血症、风湿热、重症肺结核及化脓性炎症等。

（3）间歇热　体温骤升达高峰后持续数小时，又迅速降至正常水平，无热期（间歇期）可持续 1 天或数天，如此高热期与无热期反复交替出现。常见于疟疾、急性肾盂肾炎等。

（4）波状热　体温逐渐上升达 39℃或以上，数天后又逐渐下降至正常水平，持续数天后又逐渐升高，如此反复多次。常见于布氏杆菌病。

（5）回归热　体温急剧上升达 39℃或以上，持续数天后又逐渐下降至正常水平，高热期与无热期各持续若干天后规律性的交替一次。可常见于回归热、霍奇金（Hodgkin）病。

（6）不规则热　发热的体温曲线无一定规律，常见于结核病、风湿热、支气管肺炎、渗出性胸膜炎等。

7. 发热时机体的功能变化　①发热时心率加快，血压有波动；②发热使中枢神经系统兴奋性升高；③发热时，血温升高可刺激呼吸中枢，促使呼吸加强；④发热时消化液分泌减少，各种消化酶的活性降低；⑤体温上升期和高热持续期可出现尿量减少。

8. 发热时机体的代谢变化　①糖的分解代谢增强；②脂肪分解代谢增强；③发热患者蛋白质的分解量可为正常的 3～4 倍；④三大物质分解代谢增强，易导致维生素缺乏；⑤在退热期应及时补充水分和适量电解质。

9. 发热的生物学意义　发热是一种旨在消除致热原而促使病体康复的防御反应。同时发热也是疾病的一个重要信号，其热型及其演变对病因诊断、疗效评价和预后判断都有重要的参考意义。在有些急性传染病中，一定程度的发热常表示机体有良好的反应能力；对病情严重而发热不显著的患者，常表示机体缺乏反应能力。一般认为，一定程度的体温升高能增加吞噬细胞的吞噬功能，增强肝解毒能力，并且促进机体抗体的生成。不过体温过高或发热持续时间过长，对机体是不利的，包括发生热惊厥甚至昏迷，心肌负荷加重，组织器官功能障碍，机体出现负营养平衡以及水、电解质和酸碱平衡紊乱等。

10. 发热的治疗原则与护理　原因不明的发热不要急于退热；体温过高，如达 39℃以上，特别是小儿，因为易发生热惊厥，可考虑退热。肿瘤性发热将加重患者体内物质的消耗，对原有心肌损伤的患者，发热会加重心肌负荷，诱发心力衰竭的发生，如遇到这些病例也可考虑及时退热；加强对高热或持久发热患者的护理；选择适宜的退热措施。

【巩固练习，决胜考场】

一、名词解释
1. 发热 2. 热型
3. 稽留热 4. 弛张热
5. 间歇热 6. 波状热
7. 回归热 8. 不规则热
9. 外致热原 10. 内致热原

二、填空题
1. 引起发热的病因临床上大致可分为_____和_____两大类。
2. 正常人的体温是由_____和_____所控制。
3. 正常人清晨安静状态下的口腔温度为_____；直肠温度为_____，腋下温度为_____。
4. 一般来说，体温升高1℃，脉搏每分钟增加_____，呼吸每分钟增加_____。
5. 弛张热的体温在_____以上，一天之内的体温差别在_____以上。
6. 稽留热是体温恒定地维持在_____以上，持续_____，昼夜波动范围不超过_____。
7. 白细胞致热原属_____致热原。
8. 病理性体温升高有如下两种：_____、_____。
9. 最常见的外致热原是_____。

三、选择题

A 型题

1. 发热是体温调定点（   ）
   A. 上移，引起的主动性体温升高
   B. 下移，引起的主动性体温升高
   C. 上移，引起的被动性体温升高
   D. 下移，引起的被动性体温升高
   E. 不变，引起的主动性体温升高

2. 下述哪种情况的体温升高属于发热（   ）
   A. 妇女月经前期 B. 妇女妊娠期
   C. 剧烈运动后 D. 中暑
   E. 流行性感冒

3. 内源性致热原的作用部位是（   ）
   A. 中性粒细胞 B. 下丘脑体温调节中枢
   C. 骨骼肌 D. 皮肤血管
   E. 汗腺

4. 下述哪种不属于内源性致热原（   ）
   A. 白细胞致热原 B. 干扰素
   C. cAMP D. 肿瘤坏死因子
   E. 巨噬细胞炎症蛋白

5. EP 是一种（   ）
   A. 小分子蛋白 B. 大分子蛋白
   C. 磷脂 D. 多糖
   E. 淋巴因子

6. 外源性致热原的作用部位是（   ）
   A. 下丘脑体温调节中枢
   B. 骨骼肌
   C. 产 EP 细胞
   D. 皮肤血管
   E. 汗腺

7. 下述哪项不属于发热激活物（   ）
   A. 细菌 B. 类固醇
   C. cAMP D. 致炎物
   E. 抗原-抗体复合物

8. 下述哪项为中枢发热介质（   ）
   A. 内毒素 B. cAMP
   C. 干扰素 D. 肿瘤坏死因子
   E. 类固醇

9. 发热发生机制中，共同的基本因素是（   ）
   A. 外源性致热原 B. 内源性致热原
   C. 前列腺素 D. 精氨酸加压素（AVP）
   E. 环磷酸腺苷

10. 体温上升期热代谢特点是（   ）
    A. 散热减少，产热增加，体温升高
    B. 产热减少，散热增加，体温下降

C. 散热减少，产热增加，体温保持高水平
D. 产热与散热在高水平上相对平衡，体温保持高水平
E. 产热减少，散热增加，体温恒定

11. 高热持续期热代谢特点是（　　）
    A. 散热减少，产热增加，体温升高
    B. 产热减少，散热增加，体温下降
    C. 散热减少，产热增加，体温保持高水平
    D. 产热与散热在高水平上相对平衡，体温保持高水平
    E. 产热减少，散热增加，体温恒定

12. 体温下降期热代谢特点是（　　）
    A. 散热减少，产热增加，体温上升
    B. 产热减少，散热增加，体温下降
    C. 散热减少，产热增加，体温保持高水平
    D. 产热与散热在高水平上相对平衡，体温保持高水平
    E. 产热减少，散热增加，体温恒定

13. 热型是根据下述哪项决定的（　　）
    A. 体温的高低
    B. 体温的上升速度
    C. 体温的持续时间
    D. 体温的曲线形态
    E. 体温的波动幅度

14. 发热时糖代谢变化为（　　）
    A. 糖原分解增多，糖异生增强，血糖升高，乳酸增多
    B. 糖原分解增多，糖异生减少，血糖升高，乳酸减少
    C. 糖原分解减少，糖异生减少，血糖降低，乳酸增多
    D. 糖原分解减少，糖异生增加，血糖降低，乳酸减少
    E. 糖原分解增多，糖异生减少，血糖升高，乳酸增多

15. 发热时蛋白代谢变化为（　　）
    A. 蛋白分解加强，出现血浆蛋白增多，尿氮排泄减少
    B. 蛋白分解加强，出现血浆蛋白减少，尿氮排泄减少
    C. 蛋白分解加强，出现血浆蛋白增多，尿氮排泄增加
    D. 蛋白分解减少，出现血浆蛋白减少，尿氮排泄减少
    E. 蛋白分解减少，出现血浆蛋白增强，尿氮排泄增加

16. 急性发热或体温上升期（　　）
    A. 交感神经兴奋，心率加快，外周血管收缩，血压上升
    B. 交感神经兴奋，心率加快，外周血管舒张，血压下降
    C. 迷走神经兴奋，心率减慢，外周血管舒张，血压下降
    D. 迷走神经兴奋，心率减慢，外周血管收缩，血压上升
    E. 交感神经兴奋，心率加快，外周血管舒张，血压上升

17. 发热时（　　）
    A. 交感神经兴奋，消化液分泌增多，胃肠蠕动增强
    B. 交感神经抑制，消化液分泌减少，胃肠蠕动减弱
    C. 交感神经兴奋，消化液分泌减少，胃肠蠕动减弱
    D. 迷走神经兴奋，消化液分泌增多，胃肠蠕动增强
    E. 迷走神经兴奋，消化液分泌减少，胃肠蠕动减弱

18. 发热患者较易出现（　　）
    A. 呼吸性酸中毒
    B. 代谢性酸中毒合并呼吸性碱中毒
    C. 呼吸性碱中毒
    D. 代谢性碱中毒
    E. 代谢性酸中毒合并呼吸性酸中毒

X型题
1. 感染性发热的病原体有（　　）
   A. 病毒　　　　　　B. 支原体
   C. 细菌　　　　　　D. 真菌
   E. 寄生虫

2. 稽留热常见于（　　）
   A. 大叶性肺炎　　　　B. 肺结核
   C. 支气管炎　　　　　D. 伤寒
   E. 败血症

四、判断题（正确的画"√"，错误的画"×"）

1. 内源性致热原可通过血脑屏障直接作用于体温调节中枢。（　　）
2. 外源性致热原可通过血脑屏障直接作用于体温调节中枢。（　　）
3. 白细胞致热原先激活抗原抗体复合物，间接作用于体温调节中枢。（　　）
4. 正常成人的体温相对稳定，一日内波动范围不超过1℃。（　　）
5. 体温升高1℃，脉搏约增加12次/分。（　　）
6. 正常成人的体温相对稳定，一日内波动范围可达1.5℃。（　　）
7. 在生理状态下，体温也有轻微的波动，如晨间稍低，下午稍高。（　　）
8. 临床上以非感染性发热较多见。（　　）

五、简答题

1. 体温升高是否就是发热？为什么？
2. 发热与过热有何异同？
3. 体温上升期有哪些主要的临床特点？为什么会出现这些表现？
4. 试述高温持续期的体温变化及其机制。
5. 试述体温下降期的体温变化及其机制。
6. 发热时机体心血管系统功能有哪些变化？
7. 发热时三大营养物质的代谢特点。
8. 发热的生物学意义。
9. 发热的分期及各期的热代谢特点。
10. 常见的热型有哪些？

（王　茜）

第14章 休 克

【提炼精华，突显考点】

1. 休克（shock）的定义 是指机体在严重的失血失液、感染、创伤等强烈致病因素作用下，组织血液灌流严重不足，引起组织细胞缺血、缺氧、重要生命器官的功能、代谢障碍及结构损伤的病理过程。

2. 休克的分类

（1）按休克的原因分类：失血和失液性休克、烧伤性休克、创伤性休克、感染性休克、心源性休克、过敏性休克、神经源性休克。

（2）按休克发生的始动环节分类：低血容量性休克、血管源性休克、心源性休克，见图14-1。

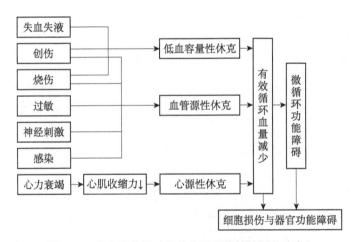

图14-1 休克的分类（按休克发生的始动环节分类）

（3）按血流动力学分类：低排高阻型休克、高排低阻型休克。

3. 微循环 是指微动脉与微静脉之间微血管的血液循环，是循环系统最基本的结果，是血液与组织物质代谢交换的最小功能单位，这一单位主要受神经-体液调节。微循环缺血期模式见图14-2，微循环淤血期模式见图14-3。

4. 休克的分期 以低血容量性休克为例，根据微循环变化的特点，休克的发展过程大致可分为三期：微循环缺血期、微循环淤血期、微循环衰竭期见表14-1。

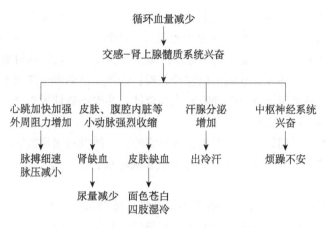

图 14-2　微循环缺血期模式

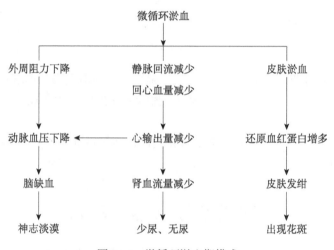

图 14-3　微循环淤血期模式

表 14-1　休克过程分期

	休克早期	休克期	休克晚期
微循环变化	微循环缺血	微循环淤血	微循环衰竭
发病机制	交感-肾上腺髓质系统兴奋	代谢性酸中毒、局部代谢产物堆积	微循环血流状态紊乱凝血系统被激活
组织灌流	少灌少流，灌少于流	多灌少流，灌多于流	不灌不流，血流停止
血压	正常或稍下降	进行性下降	进一步下降或测不到
尿量	减少（＜30ml/h）	减少（＜20ml/h）	无尿
对机体影响	代偿阶段	失代偿阶段	难治阶段
	保证心、脑血液供应	心、脑功能障碍	各脏器功能衰竭

5. 休克时细胞代谢变化和器官功能障碍

（1）细胞代谢障碍：①休克时，由于组织严重缺氧，细胞有氧氧化发生障碍，无氧酵解增强，使 ATP 生成减少；②代谢性酸中毒是休克时常发生的酸碱平衡紊乱。

（2）器官功能障碍：①休克时由于血液重新分布的特点，故肾是最易受损害的器官之一。在休克早期，肾血液灌流严重不足、肾小球滤过减少，发生急性功能性肾衰竭。晚期由于严重的肾缺血引起急性肾小管坏死，导致器质性肾衰竭；②休克早期由于缺氧等刺激呼吸中枢，呼吸加快。休克进一步发展可出现急性呼吸窘迫综合征；③除心源性休克伴有原发性心功能障碍外，随着休克的发展，可发生心力衰竭。

（3）脑功能障碍：早期除因应激引起烦躁不安外，一般没有明显的脑功能障碍。晚期由于脑组织供血不足、缺氧、酸中毒及 DIC 等，可引起起脑水肿、出血、坏死，使颅内压升高，甚至形成脑疝。

（4）多器官功能障碍综合征：是指在严重创伤、感染和休克时，原无器官功能障碍的患者，在短时间内同时或相继出现两个以上器官系统的功能障碍，使机体内环境的稳定必须靠临床干预才能维持的综合征。

6.休克防治护理

（1）病因学防治。

（2）发病学治疗

1）改善微循环：补充血容量，补液原则是"需多少，补多少"；纠正酸中毒，临床上根据酸中毒的程度应及时补碱纠正酸中毒；合理应用血管活性药物；防治细胞损伤；防治器官功能衰竭。

2）支持与保护疗法：一般患者应给予营养支持，确保热量平衡；对危重患者，应作代谢支持，确保正氮平衡。

【巩固练习，决胜考场】

一、名词解释
1. 休克
2. 心源性休克
3. 低血容量性休克
4. 微循环
5. 自身输血
6. 自我输液
7. 多器官功能障碍综合征

二、填空题
1. 烧伤性休克的发生早期与_____和_____有关，晚期可继发_____发展为败血症休克。
2. 休克发生的起始环节是_____、_____和_____。
3. 休克的淤血性缺氧期当平均动脉压低于_____时，可造成失调性心脑灌注不足。
4. 缺血性缺氧期微循环灌流的特点可归纳为_____；淤血性缺氧期微循环灌流的特点可归纳为_____。

5. 休克难治期病情进一步恶化，这是因为_____、_____。
6. 创伤性休克患者易于发生 DIC 机制有：_____激活外源性凝血系统、_____激活内源性凝血系统。
7. 休克时导致细胞内水肿和高钾血症主要是由于_____不足和_____运转失灵。
8. 休克时细胞代谢障碍表现为：_____、_____、_____。
9. 休克时最常见的酸碱平衡紊乱是_____型_____，其发生机制是_____，导致_____生成增多。
10. 休克时溶酶体释放的蛋白酶主要有_____和_____，可引起细胞自溶。
11. 休克时细胞膜通透性_____，导致_____和_____内流，_____外流。

12. 休克持续时间较长可引起肾小管_____，发生_____肾衰竭。

13. 休克缺血性缺氧期发生的急性肾衰竭属_____；休克难治期发生的急性肾衰竭属_____。

14. 心源性休克按血流动力学特点可分为_____型和_____型。

三、选择题

A型题

1. 休克的发生主要由于（　　）
   A. 中枢神经系统在剧烈震荡与打击下由兴奋转入超限抑制
   B. 血管运动中枢麻痹，小动脉扩张，血压下降
   C. 交感-肾上腺髓质系统衰竭与麻痹
   D. 血量减少，回心血量不足，心输出量减少
   E. 重要生命器官低灌流和细胞功能代谢严重障碍

2. 过敏性休克属（　　）
   A. Ⅰ型变态反应 B. Ⅱ型变态反应
   C. Ⅲ型变态反应 D. Ⅳ型变态反应
   E. 混合型变态反应

3. 以下哪种情况不引起心源性休克（　　）
   A. 大面积心肌梗死
   B. 急性心肌炎
   C. 心脏压塞
   D. 严重心律紊乱
   E. 充血性心力衰竭

4. 成年人急性失血，至少一次失血量超过总血量多少才能引起休克（　　）
   A. 15%　　　　B. 20%
   C. 30%　　　　D. 40%
   E. 50%

5. 失血性休克血压下降早期主要与（　　）
   A. 交感神经-肾上腺髓质系统衰竭有关
   B. 低血容量引起回心血量不足、心输出量降低有关
   C. 血管紧张度下降、外周阻力降低有关
   D. 血液灌流不足、微循环血管大量扩张有关
   E. 细胞严重缺氧能量代谢障碍有关

6. 休克缺血性缺氧期微循环开放的血管可有（　　）
   A. 微动脉　　　B. 后微动脉
   C. 毛细血管前括约肌　D. 动静脉吻合支
   E. 微静脉

7. 休克时交感-肾上腺髓质系统处于（　　）
   A. 强烈兴奋
   B. 先抑制后兴奋
   C. 先兴奋后抑制，最后衰竭
   D. 改变不明显
   E. 强烈抑制

8. 休克缺血性缺氧期引起微循环血管收缩最主要的体液因素改变是（　　）
   A. 血管紧张素Ⅱ　B. 加压素
   C. 儿茶酚胺　　　D. MDF
   E. TXA2

9. 休克缺血性缺氧期微循环灌流的特点（　　）
   A. 多灌少流，灌多于流
   B. 少灌多流，灌少于流
   C. 多灌多流，灌多于流
   D. 少灌少流，灌少于流
   E. 少灌少流，灌多于流

10. 休克缺血性缺氧期，下列哪一项变化不存在（　　）
    A. 微动脉收缩
    B. 后微动脉收缩
    C. 毛细血管前括约肌收缩
    D. 微静脉收缩
    E. 动-静脉吻合支收缩

11. 休克缺血性缺氧期的心脑灌流量（　　）
    A. 明显增加　　B. 明显减少
    C. 无明显改变　D. 先减少后增加
    E. 先增加后减少

12. 休克缺血性缺氧期血液稀释的机制主要是（　　）
    A. 抢救休克时输液过多
    B. 肝脾储血库收缩
    C. 组织液返流入血
    D. 血液稀释疗法
    E. 血液重新分配

13. 下列临床表现哪一项不是早期休克的表现

( )
A. 脸色苍白　　　　B. 四肢冰凉
C. 脉搏细速　　　　D. 尿量减少
E. 神志昏迷

14. 休克淤血性缺氧期微循环灌流的特点是（　）
A. 少灌少流，灌少于流
B. 少灌多流，灌少于流
C. 灌而少流，灌多于流
D. 多灌多流，灌多于流
E. 多灌多流，灌少于流

15. 休克时正确的补液原则是（　）
A. 如血压正常不必补液
B. 补充丧失的部分液体，"失多少，补多少"
C. 补充丧失的部分液体和当天继续丧失的液体
D. "需多少，补多少"
E. 补液"宁多勿少"

16. 休克难治期并发DIC后对组织灌流的影响是（　）
A. 少灌少流，灌少于流
B. 多灌多流，灌多于流
C. 少灌少流，灌多于流
D. 不灌不流
E. 多灌多流，灌多于流

17. 所谓"不可逆"性休克是指休克发展到（　）
A. DIC期　　　　　B. 淤血性缺氧期
C. 器官功能衰竭期　D. 休克难治期
E. 缺血性缺氧期

18. 休克时发生心力衰竭与下列哪种因素无关（　）
A. 心肌供血量减少
B. 酸中毒、高钾血症
C. 心肌内的DIC使心肌受损
D. MDF的作用
E. 心脏前负荷增加

19. 休克时儿茶酚胺增加作用于肾上腺素能受体，使组织灌流量减少的作用机制是（　）
A. 仅对血管α-受体作用
B. 仅对血管β-受体作用
C. 对α、β-受体均同时起作用

D. 对α、β-受体都不起作用
E. 先对α-受体起作用后对β-受体起作用

20. 休克缺血性缺氧期发生的急性肾衰竭属（　）
A. 肾前性肾衰竭　　B. 肾后性肾衰竭
C. 肾性肾衰竭　　　D. 肾前性和肾性肾衰竭
E. 器质性肾衰竭

X型题

1. 烧伤性休克的发生与下列哪些因素有关（　）
A. 疼痛　　　　　B. 低血容量
C. 心力衰竭　　　D. 感染
E. 过敏

2. 休克淤血性缺氧期与缺血性缺氧期相比较，其不同的临床表现为（　）
A. 面色苍白，少尿　B. 四肢冰凉，出冷汗
C. 脉搏细速，脉压小　D. 血压进行性下降
E. 神志可转入昏迷

3. 由血管床容量增加引起的休克有（　）
A. 失血性休克　　B. 过敏性休克
C. 感染性休克　　D. 心源性休克
E. 神经源性休克

4. 休克缺血性缺氧期"自身输液"的代偿机制是由于（　）
A. 小动脉收缩
B. 肌性微静脉及小静脉收缩
C. 肝脾储血库收缩
D. 组织液进入血管
E. 心输出量增加

5. 休克综合征临床特点是（　）
A. 脉细速，脉压差小
B. 面色苍白或发绀，四肢冰凉
C. 血压降低，尿少
D. 神志昏迷，意识丧失
E. 心功能障碍

四、判断题

1. 休克是指动脉血压下降、面色苍白、四肢发凉、出冷汗、脉搏细速及尿量减少而言。（　）
2. 血压下降是判断休克早期的指标。（　）
3. 在革兰阴性细菌引起的感染性休克中，细菌内毒

素起着重要作用。( )
4. 休克时交感-肾上腺髓质系统持续强烈兴奋。
( )
5. 休克早期患者有动脉血压降低和脉压增大。
( )
6. 休克早期组织微循环灌流的特点是少灌少流、灌少于流。( )
7. 休克早期出现微循环血管持续痉挛的始动因素是肾素-血管紧张素系统的兴奋。( )
8. 休克早期"自身输液"作用主要是指容量血管收缩，回心血量增加。( )
9. 休克期微动脉和毛细血管前括约肌收缩，而微静脉、小静脉扩张。( )
10. 休克期白细胞贴壁、黏附于血管内皮细胞上，是毛细血管后阻力增加的重要因素。( )
11. 休克期时正确的补液原则是"失多少，补多少"。( )
12. 治疗休克的首要措施是扩充血容量。( )
13. 在治疗休克时监测输液量是否恰当的最佳指标是中心静脉压。( )
14. 休克时因 ATP 不足，细胞膜钠泵运转失灵，可导致细胞水肿和高钾血症。( )
15. 青霉素过敏引起的休克与外周血管扩张无关。
( )
16. 严重脱水可引起低血容量性休克。( )
17. 急性心肌梗死引起休克的始动环节为血容量减少。( )
18. 休克可逆性失代偿期微循环处于淤血状态。
( )
19. 休克代偿期微血管收缩主要与儿茶酚胺大量释放入血有关。( )
20. 严重革兰阴性杆菌感染患者不易发生休克。
( )

五、简答题

1. 休克时胃肠道功能障碍为什么会促使休克恶化？
2. 休克发生的始动环节是什么？
3. 为什么休克缺血性缺氧期又称为代偿期？
4. 为什么休克淤血性缺氧期属于失代偿期？
5. 试说明休克与 DIC 相互关系。
6. 试述休克缺血性缺氧期患者的典型临床表现及其微循环变化的特点。
7. 试述休克淤血性缺氧期患者的典型临床表现及其微循环变化的特点。
8. 简述休克的过程分期及各期的微循环变化特点。

（王　茜）

第15章 重要器官衰竭

【提炼精华，突显考点】

第1节 呼吸衰竭

1. 呼吸衰竭是指由于外呼吸功能障碍，导致动脉血氧分压（PaO_2）低于 60mmHg，伴有或不伴有二氧化碳分压（$PaCO_2$）高于 50mmHg 的病理过程（图 15-1）。

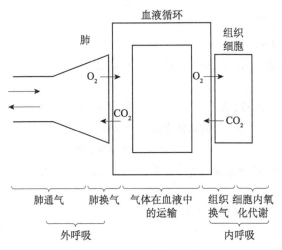

图 15-1 呼吸衰竭发生机制

2. 呼吸衰竭必定有 PaO_2 降低，根据血气变化特点，分为低氧血症型（即Ⅰ型）呼吸衰竭和伴高碳酸血症型低氧血症（即Ⅱ型）呼吸衰竭；根据发病机制特点，分为通气性和换气性；根据原发病变部位不同，分为中枢性和外周性；根据发病的急缓，分为急性和慢性。

3. 肺通气功能障碍

（1）限制性通气不足：是指吸气时肺泡扩张受限所引起的肺泡通气不足。①呼吸肌活动障碍；②胸廓顺应性降低；③肺顺应性降低；④胸腔积液和气胸。

（2）阻塞性通气不足：①中央性气道阻塞，出现呼气性呼吸困难；②外周性气道阻塞，主要表现为呼气性呼吸困难。肺通气不足时，既影响氧的吸入又减少二氧化碳的排出，导致 PaO_2 降低、$PaCO_2$ 升高，发生Ⅱ型呼吸衰竭。

4. 肺换气功能障碍

（1）弥散障碍：指由于肺泡膜面积减少、肺泡膜增厚及弥散时间缩短所引起的气体交换障碍。①肺泡膜面积减少；②肺泡膜厚度增加；③弥散时间缩短。

（2）肺泡通气/血流比例失调：①部分肺泡通气不足，见于慢性支气管炎、慢性阻塞性肺气肿、支气管哮喘等引起的气道阻塞，以及肺水肿、肺部炎症、肺纤维化等引起的限制性通气障碍，故称功能性分流（静脉血掺杂）；②部分肺泡血流不足：肺动脉栓塞、弥漫性血管内凝血、肺血管痉挛等，可造成 Q 减少，VA/Q 显著增大，肺泡通气不能充分利用，称为死腔样通气；③解剖分流增加，生理情况下，可有一部分静脉血经支气管静脉和极少的肺内动静脉交通支直接流入肺静脉，称为解剖分流（也称真性分流）。肺泡通气和血流比例失调引起的呼吸衰竭通常是Ⅰ型呼吸衰竭，严重时也可为Ⅱ型呼吸衰竭。

5. 机体功能代谢变化

（1）酸碱平衡及电解质紊乱：①呼吸性酸中毒；②代谢性酸中毒；③呼吸性碱中毒。

（2）呼吸系统变化：呼吸由深快逐渐发展为浅慢，可出现潮式呼吸、间歇呼吸、抽泣样呼吸、叹气样呼吸，甚至呼吸停止。

（3）循环系统变化：轻度低氧血症和高碳酸血症可使心血管运动中枢兴奋，心肌收缩力增强；严重时可直接抑制心血管中枢，导致心收缩力降低，血压下降。呼吸衰竭常伴有肺动脉高压，引发心功能损害，导致肺源性心脏病。

（4）中枢神经系统变化：中枢神经系统对缺氧最敏感，可出现智力和视力的轻度减退、头痛、不安、定向与记忆障碍、嗜睡；严重缺氧造成神经细胞不可逆损害。当 CO_2 潴留过多时，患者除头痛、头晕外，还出现精神错乱、抽搐、呼吸抑制、昏迷等中枢神经系统症状，即 CO_2 麻醉。由呼吸衰竭引起的脑功能障碍称为肺性脑病。

（5）肾功能的变化：严重的呼吸衰竭可发生急性肾衰竭，出现少尿、氮质血症及代谢性酸中毒等，常为功能性肾衰竭。

（6）胃肠道变化：严重的缺氧、二氧化碳潴留，使胃黏膜屏障作用减弱，胃酸分泌增加，可出现胃肠道黏膜糜烂、坏死、出血及溃疡等病变。

6. 防治原则

（1）消除病因，防止呼吸衰竭发生：①监测心肺功能储备；②消除病情加重因素。

（2）采取措施，治疗呼吸衰竭，提高 PaO_2。Ⅰ型呼吸衰竭吸入高浓度氧（≤50%），Ⅱ型呼吸衰竭吸入低流量低浓度氧（30%左右）。

（3）对症治疗，改善重要器官功能。

第 2 节　心 力 衰 竭

1. 定义　是指在各种致病因素的作用下，心脏的收缩和（或）舒张功能发生障碍，是心排血量绝对或相对下降，以至不能满足机体代谢需要的病理过程。

2. 病因　见表 15-1。

3. 诱因　在心力衰竭的发生中，50%～90%的患者可找到明显的诱因。凡是能增加心脏负担，使心肌耗氧增加或供氧减少的因素都有可能诱发心力衰竭。常见的诱因有感染、心律失常、水电解质及酸碱平衡紊乱、妊娠和分娩、过度劳累、情绪激动、过多过快的输血输液、洋地黄中毒等。

表 15-1　心力衰竭的病因

心肌舒缩功能障碍		心脏负荷过重	
心肌病变	心肌代谢障碍	容量负荷过重	压力负荷过重
心肌炎 心肌病 心肌中毒 心肌梗死 心肌纤维化	维生素 B_1 缺乏 心肌缺血缺氧	动脉瓣膜关闭不全 动静脉瘘 室间隔缺损 甲状腺功能亢进 慢性贫血	高血压 动脉瓣膜狭窄 肺动脉高压 肺栓塞 肺源性心脏病

4. 分类　见表 15-2。

表 15-2　心力衰竭的分类

分类方法	类型	特点	原因
按速度分类	急性心力衰竭	起病急、发展快，心排血量在短时间内急剧下降，机体常来不及代偿	急性心肌梗死、严重心肌炎
	慢性心力衰竭	起病缓慢、病程长，有代偿过程。晚期出现静脉淤血，水肿等表现	心瓣膜病、原发性高血压、肺动脉高压等
按部位分类	左心衰竭	左室泵血功能下降，可出现肺循环淤血、水肿	冠心病、原发性高血压、二尖瓣关闭不全等
	右心衰竭	右心室泵血功能下降，可出现体循环淤血、水肿	肺动脉高压、肺心病、肺动脉瓣狭窄等
	全心衰竭	左右心同时受累，也可由一侧波及另一侧	心肌炎、严重贫血、心瓣膜病
按心排血量分类	低排血量性心力衰竭	心排血量低于正常水平	冠状动脉粥样硬化性心脏病、原发性高血压、心肌炎
	高排血量性心力衰竭	心排血量较发病前有所下降，但仍属正常或高于正常水平	甲状腺功能亢进、贫血、动-静脉瘘等

5. 心力衰竭发生过程中机体的代偿反应

（1）心脏的代偿反应：①心率加快；②心脏紧张源性扩张；③心肌肥大。

（2）心脏以外的代偿反应：心力衰竭时，机体通过不同途径引起血容量增加、血液重新分布、红细胞增多和组织利用氧的能力增强等。

6. 心力衰竭的发生机制　心力衰竭发生的基本机制是心肌的舒缩功能障碍。

7. 心力衰竭的临床表现　见图 15-2。

8. 心力衰竭的防治原则　①防治基本病因、消除诱因；②改善心脏舒缩功能；③减轻心脏负荷；④控制水肿。

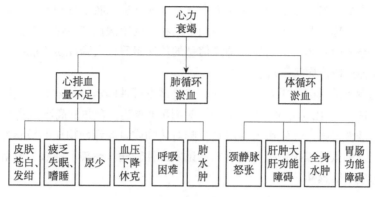

图 15-2　心力衰竭的临床表现

第 3 节　肝 性 脑 病

1. 定义　肝性脑病是由各种严重肝病引起的神经精神综合征，属于肝功能衰竭的一部分。

2. 分类

（1）内源性肝性脑病：内源性肝性脑病多见于病毒性暴发性肝炎、肝细胞坏死中毒或药物性肝炎引起急性肝损伤。

（2）外源性肝性脑病：外源性肝性脑病多见于门脉性肝硬化等有门-体静脉分流时，由胃肠道吸收入门静脉的毒性物质，绕过肝脏而直接进入体循环所致。

3. 临床分期　肝性脑病临床分四期：一期（前驱期）：轻微的神经精神症状；二期（昏迷前期）：嗜睡、定向理解力减退等，扑击样振颤；三期（昏睡期）：明显精神错乱，昏睡；四期（昏迷期）：神志丧失，不能唤醒，没有扑击样振颤。

4. 发病机制

（1）氨中毒学说

1）血氨增高的原因。①氨清除不足：肝功能严重障碍时，鸟氨酸循环障碍，组织代谢过程中形成的氨及肠道吸收的氨在肝内合成尿素明显减少，致血氨增高；②门体侧支循环形成：由肠道吸收的氨未经肝解毒而直接进入体循环，致血氨增高；③产氨增多：门脉高压时，肠黏膜淤血、水肿，消化吸收不良，肠内蛋白质及血中弥散入肠道的尿素在细菌的作用下产氨增多；④患者昏迷前明显躁动，使肌肉产氨增多。

2）氨对脑的毒性作用。①干扰脑细胞的能量代谢：主要通过干扰脑细胞的葡萄糖生物氧化，使能量生产减少，ATP 消耗增多。过程：a. 氨与 α-酮戊二酸结合生成谷氨酸，消耗了大量的 α-酮戊二酸，使三羧酸循环障碍，同时消耗了大量的还原型辅酶Ⅰ（NADH），妨碍了呼吸链中的递氢过程，致使 ATP 生成减少；b. 大量的氨与谷氨酸合成谷氨酰胺时，消耗了大量 ATP。②脑内神经递质发生改变：血氨增高使脑内的神经递质平衡失调，兴奋性神经递质（谷氨酸、乙酰胆碱）减少，抑制性神经递质（谷氨酰胺、γ-氨基丁酸）增多，导致中枢神经系统功能紊乱。

（2）假性神经递质学说：肝功能严重障碍或门-体静脉侧支循环形成时，血中的胺类物质

（苯乙胺、酪胺）直接进入体循环到脑组织，在脑内β-羟化酶作用下，生成苯乙醇胺和羟苯乙醇胺，它们的化学结构与正常神经递质去甲肾上腺素和多巴胺十分相似，但其生理功能仅是正常递质的1/10，故称为假性神经递质。当脑干网状结构中假性神经递质增多时，竞争性地与正常神经递质争夺突触受体，从而导致神经信息的传递阻碍，大脑皮质不能维持觉醒状态而抑制，出现一系列神经精神症状，甚至昏迷。

5. 肝性脑病发生的诱因　①氮负荷增加：这是诱发肝性脑病的最常见的原因。②血脑屏障通透性增加：TNF-α、IL-6的作用，增强血脑屏障通透性，合并的高碳酸血症、脂肪酸以及饮酒等都可使通透性增强；③脑敏感性增高：脑对药物或氨等毒性物质的敏感性增强，因此使用镇痛、镇静、麻醉以及氯化铵等药物时，易诱发肝性脑病。感染、缺氧、电解质紊乱也可以增高脑对毒性物质的敏感性。

第4节　肾衰竭

1. 肾衰竭　是指各种原因引起肾泌尿功能严重障碍，使代谢产物及毒性物质不能排出体外，水、电解质和酸碱平衡紊乱及肾内分泌功能障碍的全身性病理过程。

2. 急性肾衰竭　是指各种原因引起肾泌尿功能在短期内急剧降低，导致机体内环境严重紊乱，代谢产物蓄积，水、电解质和酸碱平衡紊乱的病理过程。临床主要表现为少尿或无尿、高钾血症、代谢性酸中毒和氮质血症等。

（1）分型：根据发病原因将急性肾衰竭分为肾前性、肾性和肾后性三种类型。

（2）发病机制：肾小球滤过率降低是导致肾衰竭的关键。影响其滤过的因素：①肾血流灌注减少（肾缺血）；②肾血管坏死与原尿回漏；③肾小管阻塞。

（3）机体的功能及代谢变化：据急性肾衰竭发病时尿量减少的程度，临床上将急性肾衰竭分为少尿型和非少尿型两类。

1）少尿型急性肾衰竭：此型最常见，按其发展过程可分为少尿期、多尿期和恢复期。

2）非少尿型急性肾衰竭：患者临床表现一般较轻，病程短，预后较好

3. 氮质血症　由于尿量迅速减少，肾不能充分排出体内蛋白质代谢产物，使尿素、肌酐、尿酸等非蛋白氮物质（NPN）在血液中蓄积，称为氮质血症。

4. 慢性肾衰竭　是指各种慢性肾疾病造成肾单位进行性破坏，残存的肾单位不能排出代谢产物和维持内环境稳定，导致体内代谢产物潴留，水、电解质与酸碱平衡紊乱，肾内分泌功能障碍的病理过程。慢性肾衰竭的发展进程见表15-3。

5. 尿毒症　是指急、慢性肾衰竭发展到最严重阶段，代谢产物和内源性毒物在体内蓄积，水、电解质和酸碱平衡紊乱，内分泌功能失调而引起的一系列自身中毒症状。

（1）病因及发病机制：引起尿毒症的病因主要是肾本身疾病，包括急性肾小球肾炎，急、慢性肾盂肾炎和肾小管中毒及高血压病、糖尿病、系统性红斑狼疮累及肾均可引起尿毒症。

（2）机体功能和代谢变化：①神经系统症状，是尿毒症患者最为突出的表现；②消化系统症状，是尿毒症患者最早、最突出的表现；③心血管系统症状，成为尿毒症患者的重要死因之一。④呼吸系统，尿毒症患者可因尿素刺激引起纤维素性胸膜炎，支气管炎及肺炎；呼出气体有氨味，严重者因心力衰竭、钠水潴留导致肺水肿；⑤皮肤瘙痒，是尿毒症患者常见症状，是毒性产物在体内蓄积对皮肤神经末梢刺激所致；⑥免疫系统，主要表现为细胞免疫功能低下，

中性粒细胞吞噬和杀菌能力下降，导致严重感染，成为尿毒症患者的主要死因之一；⑦物质代谢，尿毒症患者在代谢方面常出现糖耐量降低，负氮平衡及高脂血症。

表 15-3　慢性肾衰竭的四个阶段

发展过程	内生肌酐清除率	氮质血症
代偿期	30% 以上	无
肾功能不全期	25% ~ 30%	轻中度
肾衰竭期	20% ~ 25%	较重
尿毒症期	20% 以下	严重

【巩固练习，决胜考场】

一、名词解释

1. 呼吸衰竭　　　　2. 真性分流
3. 功能性分流　　　4. 死腔样通气
5. 心力衰竭　　　　6. 端坐呼吸
7. 夜间阵发性呼吸困难　8. 肝性脑病
9. 假性神经递质　　10. 肾功能不全
11. 氮质血症　　　　12. 尿毒症

二、填空题

1. 肺换气障碍的类型有_____、_____。
2. 反应肺泡总通气量最佳指标是_____。
3. 呼吸衰竭时最常见的酸碱紊乱是_____。
4. 正常人 PaO_2 略低于 PaO_2 是因为_____、_____。
5. 胸外中央型气道阻塞引起的呼吸衰竭，患者主要表现为_____性呼吸困难，外周气道阻塞主要表现为_____性呼吸困难。
6. 心力衰竭的临床表现大致可归纳为三大临床主症_____、_____、_____。
7. 心力衰竭时主要心外代偿反应是_____、_____、_____。
8. 心肌舒张功能障碍可能与下列因素有关：_____、_____、_____、_____。
9. 心力衰竭的发生原因有_____、_____两类。
10. 目前关于肝性脑病的发病机制主要有_____、_____、_____、_____等学说。
11. 假性神经递质的_____与正常的神经递质相似，但其_____远较正常递质为弱。
12. γ-氨基丁酸是中枢神经系统的_____性神经递质。
13. 急性肾衰竭按其病因可分为_____、_____、_____。
14. 少尿型急性肾衰竭肾小球滤过下降的发病机理有_____、_____、_____。
15. 急性肾衰竭少尿期的功能代谢变化为_____、_____、_____、_____、_____。

三、选择题

A 型题

1. 下列哪种情况可导致限制性通气障碍（　　）
   A. 声带麻痹　　　　B. 支气管炎
   C. 胸膜增厚　　　　D. 气管异物
   E. 肺通气 / 血流比例失调
2. Ⅰ型与Ⅱ型呼吸衰竭最主要的区别是（　　）

A. 动脉血氧分压　　B. 肺泡气氧分压
C. 静脉血氧分压　　D. 动脉血二氧化碳分压
E. 静脉血二氧化碳分压

3. 限制性通气不足主要是由于（　　）
   A. 中央气道阻塞　　B. 外周气道狭窄
   C. 肺泡膜面积减小　　D. 肺泡扩张受限制
   E. 弥散膜厚度增加

4. 影响气道阻力增加最主要因素是（　　）
   A. 气道内径　　B. 气道长度
   C. 气体密度　　D. 气流速度
   E. 气道形态

5. 通气不足的原因是（　　）
   A. 呼吸中枢抑制　　B. 肺泡壁厚度增加
   C. 气道阻力增高　　D. 肺泡膜面积减少
   E. 肺内通气血流比失调

6. 胸内中央型气道阻塞可发生（　　）
   A. 呼气性呼吸困难　　B. 吸气性呼吸困难
   C. 呼气吸气同等困难　　D. 呼气吸气均无困难
   E. 阵发性呼吸困难

7. 下列哪种疾病可引起高输出量性心力衰竭（　　）
   A. 甲状腺功能亢进
   B. 冠状动脉粥样硬化性心脏病
   C. 病毒性心肌炎
   D. 二尖瓣狭窄
   E. 原发性高血压

8. 左心衰竭病人出现右心衰竭时表现出（　　）
   A. 淤血继续存在
   B. 肺水肿继续存在
   C. 肺淤血合并体循环淤血
   D. 肺淤血减轻
   E. 肺循环和体循环都恢复正常

9. 下列哪种疾病可引起左室前负荷增大（　　）
   A. 主动脉瓣关闭不全
   B. 原发性高血压
   C. 肺动脉瓣狭窄
   D. 主动脉瓣狭窄
   E. 慢性支气管炎、肺气肿

10. 下列哪种情况可引起右室后负荷增大（　　）
    A. 肺动脉瓣狭窄　　B. 动-静脉瘘
    C. 室间隔缺损　　D. 甲状腺功能亢进症
    E. 肺动脉瓣关闭不全

11. 下列哪种疾病可引起左室后负荷增大（　　）
    A. 甲状腺功能亢进症　　B. 严重贫血
    C. 心肌炎　　D. 心肌梗死
    E. 原发性高血压

12. 下列哪种情况可引起右室前负荷增大（　　）
    A. 肺动脉高压　　B. 肺动脉栓塞
    C. 室间隔缺损　　D. 心肌炎
    E. 肺动脉瓣狭窄

13. 下列哪种情况可引起心肌向心性肥大（　　）
    A. 主动脉瓣闭锁不全　　B. 心肌梗死
    C. 脚气病　　D. 原发性高血压
    E. 严重贫血

14. 下列哪项不是心力衰竭时肺循环充血的表现（　　）
    A. 劳力性呼吸困难　　B. 端坐呼吸
    C. 心源性哮喘　　D. 颈静脉怒张
    E. 肺水肿

15. 假性神经递质引起肝性脑病的机制是（　　）
    A. 干扰脑的能量代谢
    B. 使脑细胞产生抑制性突触后电位
    C. 干扰脑细胞膜的功能
    D. 与正常递质竞争受体，但其效应远较正常递质为弱
    E. 引起血浆氨基酸失衡

16. 氨对脑的毒性作用不包括（　　）
    A. 干扰脑的能量代谢
    B. 使脑内兴奋性递质产生减少
    C. 使脑内抑制性递质产生增多
    D. 使脑的敏感性增高
    E. 抑制脑细胞膜的功能

17. 肝性脑病时，患者氨生成过多的最常见原因是（　　）
    A. 肠道产氨增多
    B. 肌肉产氨增多
    C. 脑产氨增多
    D. 血液 NH_4^+ 向 NH_3 转化增多

E. 肾产氨产多，并向血液弥散增多

18. 肝性脑病患者血浆支链氨基酸减少的原因是（   ）

　　A. 血浆胰高血糖素浓度升高所致
　　B. 高胰岛素血症所致
　　C. 肝对支链氨基酸灭活减少
　　D. 支链氨基酸合成来源减少
　　E. 血浆芳香族氨基酸增多引起

19. 判断肾衰竭程度最可靠的指标是（   ）

　　A. NPN　　　　　　B. BUN
　　C. 电解质紊乱情况　D. 代谢性酸中毒
　　E. 肌酐清除率

20. 下述哪一项不是慢性肾衰竭的特点（   ）

　　A. 泌尿功能急剧降低
　　B. 机体内环境严重紊乱
　　C. 氮质血症
　　D. 高钾血症
　　E. 代谢性碱中毒

21. 尿毒病时最早出现（   ）

　　A. 神经系统症状　　B. 消化系统症状
　　C. 呼吸系统症状　　D. 循环系统症状
　　E. 造血系统症状

22. 慢性肾衰竭进行性发展的最主要原因是（   ）

　　A. 原始病因持续存在
　　B. 肾血流量进行性减少
　　C. 健存肾单位进行性减少
　　D. GFR 进行性降低
　　E. 肾小管重吸收负荷过重致肾小管损伤

23. 下列哪项不是引起肾小管功能障碍的主要原因（   ）

　　A. 严重休克　　　　B. 汞中毒
　　C. 严重挤压伤　　　D. 免疫复合物
　　E. 严重溶血

24. 慢性肾衰竭患者有出血倾向的主要原因是（   ）

　　A. 血小板数量下降
　　B. 血小板寿命缩短
　　C. 骨髓造血功能障碍
　　D. 与肾性高血压的发生有关
　　E. 血小板功能障碍

X 型题

1. 肺换气功能障碍包括（   ）

　　A. 弥散障碍
　　B. 通气/血流比例失调
　　C. 解剖分流增加
　　D. 功能性分流增加
　　E. 限制性通气不足

2. 呼吸衰竭造成机体损害的主要原因是（   ）

　　A. 低氧血症　　　　B. 酸碱平衡紊乱
　　C. 电解质紊乱　　　D. 内分泌功能障碍
　　E. 高碳酸血症

3. 肺内弥散功能障碍产生的原因是（   ）

　　A. 肺泡膜面积减少　B. 肺泡膜厚度增加
　　C. 血液浓缩　　　　D. 血流速度过快
　　E. 气体弥散能力减弱

4. 下列哪些疾病引起的心力衰竭不属于低输出量性心力衰竭（   ）

　　A. 二尖瓣狭窄　　　B. 原发性高血压
　　C. 严重贫血　　　　D. 动-静脉瘘
　　E. 甲状腺功能亢进症

5. 下述高输出量性心力衰竭的描述，正确的是（   ）

　　A. 原因是高动力循环状态
　　B. 心输出量较发病前有所增高
　　C. 发病时心输出量属正常或高于正常
　　D. 可见于严重贫血、甲状腺功能亢进
　　E. 主要由血容量扩大引起

6. 下列哪些疾病可导致心脏压力负荷过重（   ）

　　A. 主动脉瓣狭窄　　B. 动-静脉瘘
　　C. 肺栓塞　　　　　D. 原发性高血压
　　E. 心肌炎

7. 下列哪些是心力衰竭时心输出量减少的征象（   ）

　　A. 皮肤苍白　　　　B. 脉压变小
　　C. 端坐呼吸　　　　D. 尿少
　　E. 嗜睡

8. 假性神经递质包括（   ）

　　A. 苯乙醇胺　　　　B. 苯乙胺
　　C. 羟苯乙醇胺　　　D. 酪胺
　　E. 5-羟色胺

9. 肝性脑病的诱发因素包括（　　）
   A. 消化道出血　　　B. 高蛋白饮食
   C. 摄入维生素增多　D. 便秘
   E. 感染
10. 氨影响脑生理功能而引起脑病的可能机制有（　　）
    A. 促进假性神经递质的产生
    B. 影响神经递质的产生及其相互间的平衡
    C. 干扰神经细胞膜的电活动
    D. 促进肌肉组织对支链氨基酸的摄取利用
    E. 干扰脑的能量代谢
11. 肝性脑病患者可出现（　　）
    A. 注意力不集中　　B. 衣着不整
    C. 哭笑无常　　　　D. 嗜睡、昏迷
    E. 扑翼样震颤
12. 慢性肾衰竭时产生高血压的机制有（　　）
    A. 钠水潴留
    B. 抗利尿激素减少
    C. 肾素-血管紧张素系统活性增强
    D. 肾脏产生的前列腺素减少
    E. 血中儿茶酚胺减少
13. 引起肾小管坏死的原因（　　）
    A. 肾持续缺血
    B. 肾中毒
    C. 急性肾小球肾炎
    D. 急性肾盂肾炎
    E. 肾动脉栓塞
14. 慢性肾衰竭时出现多尿的原因是（　　）
    A. 渗透性利尿
    B. 体内内生水产生过多
    C. 肾脏浓缩尿的功能降低
    D. 原尿流速快
    E. 肾小管上皮细胞对 ADH 的反应减弱
15. 急性肾衰竭少尿的原因有（　　）
    A. 肾血流量减少
    B. 内生水增多
    C. 输液过多
    D. 低钾血症
    E. 代谢性酸中毒
16. 急性肾衰竭引起水中毒的原因有（　　）
    A. 肾排尿减少
    B. 肾小管囊内压过低
    C. 各种管型阻塞肾小管
    D. 健存肾单位过少
    E. 原尿回漏和肾间质水肿压迫肾小管

四、简答题
1. 试述肺泡通气/血流比例失调的表现形式及其病理生理意义。
2. 试述夜间阵发性呼吸困难的发生机制。
3. 中央气道阻塞产生何种呼吸困难？为什么？
4. 试述心力衰竭的发病机制。
5. 简述心力衰竭时心脏的代偿反应。
6. 何为端坐呼吸？其发生机制如何？
7. 论述氨中毒学说。
8. 简述肝性脑病假性神经递质学说。
9. 急性肾衰竭少尿期最常见致死原因是什么？其发生机制是什么？

（王　茜）

第16章 弥散性血管内凝血

【提炼精华，突显考点】

1. **定义** 弥散性血管内凝血（DIC）是指在某些致病因子作用下，凝血因子或血小板被激活而引起的一个以凝血功能障碍为主要特征的病理过程。早期血液凝固性增高，微循环中有大量微血栓形成，后期血液凝固性降低。患者主要表现为出血、休克、贫血和器官功能障碍。

2. **病因** 引起DIC的病因很多，根据资料分析，在我国以感染（细菌、病毒、立克次体等）最常见，占31%～43%，恶性肿瘤（包括急性白血病）次之，占24%～34%，两者占病因的2/3。国外报告则以恶性肿瘤，尤其是有转移病变的占首位。广泛组织创伤、大手术及产科意外（如胎盘早剥、羊水栓塞）也是DIC发病的常见病因。

3. **发病机制** 见表16-1。

表16-1 DIC的发生机制

血管内皮细胞广泛损伤	血管内皮细胞损伤，释放组织因子，启动外源性凝血系统；同时，胶原纤维暴露，可使凝血因子Ⅻ被激活形成Ⅻa，启动内源性凝血系统，同时也激活激肽、补体和纤溶系统。这些作用共同导致DIC的发生
组织损伤	组织损伤时可释放凝血因子入血，通过激活凝血因子Ⅶ而启动外源性凝血系统导致DIC的发生
血细胞大量破坏	红细胞大量破坏导致ADP大量释放，膜磷脂可浓缩生成大量凝血酶，引起血栓形成。血小板激活会产生黏附、聚集和释放反应，加速凝血过程，促进DIC形成。白细胞的破坏会释放大量组织因子，启动外源性凝血系统
其他促凝物质入血	促凝物质入血，如转移的肿瘤细胞、细菌、羊水中的角化上皮、胎脂、胎粪等，都可使血液凝固性增强，从而引起DIC的发生

4. **诱因** 单核吞噬细胞系统功能降低、肝功能障碍、血液的高凝状态、微循环障碍。

5. **DIC的分期及发展过程** 见表16-2。

表16-2 DIC的分期及发展过程

分期	发展过程
高凝期	血液凝固性升高，广泛微血栓形成
消耗性低凝期	血液凝固性降低，广泛性出血
继发性纤维蛋白溶解期	血液明显低凝状态，广泛出血

6. DIC 的分型　见表 16-3。

表 16-3　DIC 的分型

按发生快慢分型		按代偿情况分型	
急性型	起病急骤，病情凶险，死亡率高，常见于败血症、产科意外等	失代偿型	常见于急性型 DIC，有明显出血和休克
亚急性型	多由急性白血病、恶性肿瘤转移及死胎滞留引起	代偿型	常见于轻度 DIC，临床表现不明显或轻度出血和血栓形成
慢性型	起病缓慢、病程长、症状不明显，见于胶原病、慢性肝病等	过度代偿型	出血及栓塞症状不明显，常见于慢性 DIC

7. DIC 的临床表现　见表 16-4。

表 16-4　DIC 的临床表现

出血	最常见，发生率 85%，常见皮肤出血，肺和脑出血是主要致死原因。出血原因：①凝血物质被消耗，血液凝固性降低；②继发性纤溶系统功能亢进导致凝血过程障碍而引起出血；③FDP 的形成
休克	①微血栓形成，阻塞微循环通路，使回心血量减少；②出血引起血容量减少，血压下降；③冠状动脉内 DIC 形成，可引起心肌损伤，心输出量减少；④DIC 过程中，所形成的激肽和补体，具有扩张血管作用；⑤FDP 的形成，使微血管通透性升高，血浆外漏，导致循环血量减少
贫血	DIC 时血管内形成条索状纤维蛋白网，当红细胞通过这些纤维蛋白网孔时，被破坏形成大小不一的碎片，导致贫血。临床表现为贫血、血红蛋白血症及血红蛋白尿
器官功能衰竭	广泛微血栓形成，引起组织器官缺血、坏死，导致器官功能障碍，严重者发生器官衰竭

8. DIC 常见的实验室化验指标　血小板计数、血浆凝血因子测定（凝血酶原时间测定、纤维蛋白原含量测定）、纤维蛋白溶解活力测定（凝血酶时间、血浆鱼精蛋白副凝试验（3P）试验、优球蛋白溶解时间）。上述六项检查中，前三项中有两项加上后三项中有一项阳性者，结合临床即可诊断为 DIC。

【巩固练习，决胜考场】

一、名词解释
1. DIC 　　　2. 微血管病性溶血性贫血
3. 裂体细胞

二、填空题
1. DIC 根据病变特点分为以下三期_____、_____、_____。
2. DIC 时首先出血的部位是_____、_____出血，_____出血是重要的致死原因。
3. DIC 的临床表现有_____、_____、_____、_____。

三、选择题
A 型题
1. DIC 最主要的特征是（　　）
   A. 凝血功能紊乱　　B. 严重出血
   C. 大量微血栓形成　D. 凝血因子大量消耗
   E. 纤溶过程亢进
2. DIC 时血液凝固障碍表现为（　　）
   A. 血液凝固性降低　B. 先高凝后转为低凝
   C. 血液凝固性升高　D. 先低凝后转为高凝
   E. 血液凝固性不变
3. 缺氧时导致内皮细胞受损导致 DIC 时，启动内源性凝血系统是通过激活（　　）
   A. 组织因子　　　　B. 凝血酶原
   C. Ⅶ因子　　　　　D. Ⅻ因子
   E. 纤维蛋白原
4. 组织损伤时启动外源性凝血系统导致 DIC 是通过激活（　　）
   A. 组织因子　　　　B. 凝血酶原
   C. Ⅶ因子　　　　　D. Ⅻ因子
   E. 纤维蛋白原
5. 红细胞大量破坏可释放下述哪种物质而引起 DIC（　　）
   A. 组织因子　　　　B. 凝血酶
   C. Ⅻ因子　　　　　D. Ⅶ因子
   E. 红细胞素和 ADP

X 型题
1. 发生 DIC 时，可能出现的临床表现，以下哪项是正确的（　　）
   A. 休克　　　　　　B. 急性肾衰竭
   C. 溶血性贫血　　　D. 全身水肿
   E. 昏迷
2. 以下哪项会引起 DIC（　　）
   A. 血管内皮细胞损伤　B. 组织损伤
   C. 红细胞破坏　　　　D. 羊水入血
   E. 败血症
3. DIC 的诊断指标有（　　）
   A. 血小板计数　　　B. 凝血酶原时间测定
   C. 3P 试验　　　　 D. 纤维蛋白原含量测定
   E. 血压
4. 引起 DIC 的机制有（　　）
   A. 回心血量减少　　B. 心输出量减少
   C. 心输出量增加　　D. 血管扩张
   E. 血容量减少

四、判断（正确的画"√"，错误的画"×"）
1. DIC 最主要的临床表现是休克。（　　）
2. DIC 做 3P 试验呈阳性说明患者血中 FDP 含量增多。（　　）
3. 人体含组织因子最丰富的器官是脑。（　　）
4. DIC 时凝血酶原时间变短。（　　）
5. 发生 DIC 时，纤维蛋白原含量降低，低于 1g/L 时有诊断价值。（　　）

五、简答题
1. 简述 DIC 的发生机制与诱因。
2. 简述 DIC 时出血的机制。
3. 简述 DIC 时休克的机制。
4. 简述 DIC 的发生原因。
5. 简述 DIC 常用的实验室化验检查指标。

（马向东）

内蒙古历年《病理学基础》对口升学考试大纲参考

1. 健康和疾病的概念，正确理解健康和疾病，病理学主要检查方法，病因学概念及病因的种类，疾病的经过与转归。死亡的分期及脑死亡的判断依据和意义。
2. 萎缩的概念和特征。变性、坏死的概念及类型，主要病理变化。坏死的结局。
3. 再生、肉芽组织的概念。各种组织的再生能力。肉芽组织的形态结构特点。创伤愈合的概念、类型。骨折愈合的过程分期。
4. 静脉性充血的概念，肺淤血和肝淤血的特征性病理变化。
5. 出血的概念、原因、类型、后果。
6. 血栓形成的概念、条件、过程、类型、转归。
7. 栓塞、梗死的概念及类型。梗死形成的条件及各类梗死的多发部位。
8. 炎症的概念、原因、基本病变、局部表现及全身表现，急、慢性炎的类型及特征性病理变化。炎症的结局。
9. 肿瘤的概念、特征，形态、结构、异型性特征、生长与扩散方式、转移途径、代谢主要特点、复发，对机体的影响。良、恶性肿瘤的区别，常见的癌前病变种类与原位癌的转移特点。肿瘤的病理学检查。
10. 缺氧的概念、类型及原因。
11. 高、低血钾的概念、原因及机体伴随的主要酸碱平衡紊乱，低血钾的防治原则。脱水的类型及各类型脱水的特点、防治原则。水肿的概念、发生机制及常见的全身性水肿类型。
12. 酸碱平衡紊乱的类型，常用反映酸碱平衡状况的指标。代谢性酸中毒的基本特征和原因。
13. 发热的概念、分类、意义及发热的分期和各期的热代谢特点。常见的热型及特征性病理变化。炎症的结局。
14. 休克的概念、分类、过程分期及各期的微循环变化特点。休克时的主要酸碱平衡紊乱类型。
15. 弥散性血管内凝血的概念、发生原因、发展过程分期、主要临床表现、常用的实验室化验检查指标。

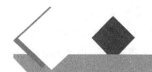

参考答案

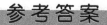

第1章 绪 论

一、名词解释

1. 病理学：是研究疾病的病因、发病机制、病理变化（形态结构、功能代谢）、结局和转归的医学基础学科。

2. 尸检：简称尸检，即对死者的遗体进行病理解剖和后续的病理学观察，是病理学的基本研究方法之一。

3. 活检：简称活检，即采用手术切取、钳取、细针穿刺和搔刮等手段，从活体内获取病变组织，进行形态学观察，做出病理诊断。

二、填空题

1. 病因　发病机制　病理变化　结局　转归
2. 尸检　活检　细胞学检查　动物实验　组织培养与细胞培养
3. 大体观察　光学显微镜观察　超微结构观察　组织和细胞化学观察　免疫组织化学观察

三、选择题

A型题

1. D　2. A　3. E　4. D　5. A　6. E　7. B　8. E
9. C　10. A　11. B　12. D　13. A　14. D　15. C
16. D

X型题

1. ABDE　2. ABCDE　3. ABCDE　4. BCE
5. ABCDE

四、判断题

1. √　2. ×　3. ×　4. ×　5. √

五、简答题

1. 为什么说病理诊断是迄今诊断疾病的金标准？描述病理学在医学中的地位。

答：虽然医学实验室检查、内镜检查、影像学诊断等技术突飞猛进，在疾病的发现和定位上起着重要的作用，但很多疾病仍然有赖于病理学检查才能做出最终诊断。

病理学在医学中的地位：①桥梁作用；②以其他基础学科如解剖学、组织胚胎学、生理学、生物化学、寄生虫学、微生物学等为基础；③为临床医学提供学习疾病的必要理论。

2. 简述病理学常用研究方法的应用及其目的？

答：（1）尸体解剖：简称尸检。即对死者的遗体进行病理解剖和后续的病理学观察，是病理学的基本研究方法之一。尸检的作用：①确定诊断，查明死因，协助临床总结在诊断和治疗过程中的经验和教训，以提高诊治水平；②及时发现和确认某些新的疾病、传染病、地方病、流行病等，为卫生防疫部门采取防治措施提供依据；③积累各种疾病的人体病理材料，作为深入研究和防治这些疾病的基础的同时，也为病理学教学收集各种疾病的病理标本。

（2）活体组织检查：简称活检。即采用手术切取、钳取、细针穿刺和搔刮等手段，从活体内获取病变组织进行形态学观察，做出病理诊断。①可作为指导治疗和判断预后的依据；②协助临床医生选择最佳的手术治疗方案；③在疾病治疗过程中，定期活检可动态了解病变的发展和判断疗效；④还可以采用如免疫组织化学、电镜观察和组织培养等研究方法对疾病进行更深入的研究。

（3）细胞学检查：通过采集病变处的细胞，涂片染色后进行诊断。细胞的来源可以是运用各种采集器在女性生殖道、口腔、食管、鼻咽部等病变部位直接采集脱落的细胞；也可以是自然分泌物（如痰、乳腺溢液、前列腺液）、体液（如胸腹腔积液、心包积液和脑脊液）及排泄物（如尿）中的细胞等。其特点：①设备简单，操作简便；②患者痛苦少，价廉，易接受；③适用于较大范围的健康普查。

（4）动物实验：在动物体内复制人类疾病的模型，人为地控制各种条件，多方面对其形态结构、功能代谢变化进行动态研究，从中发现其规律性。其特点：①可根据需要，进行任何方式的观察研究，并与人体疾病对照；②不能在人体做的研究（如致癌物、某些生物因子的治病作用等），可予弥补。但需明确，人与动物在遗传学上存在很大差异，不能随意套用；③可多次重复验证、积累资料，从而推动医学科学的发展。

（5）组织培养与细胞培养：将某种组织或单细胞在体外实验，研究在各种因子作用下细胞、组织病变的发生和发展。近年来通过组织培养和细胞培养，对肿瘤生长、细胞癌变、病毒的复制、染色体变异及组织损伤后细胞生长调节等方面的研究，均取得了重大进展。

3.病理学的常用观察方法有哪些？

答：（1）大体观察：是指用肉眼或借助放大镜、量尺等辅助工具，对所检标本的大小、形状、色泽、重量、质地、表面、界限及切面、病灶特征及硬度等进行细致观察及检测，是病理学检查不可忽略的第一步，具有微观观察不能取代的优势。

（2）组织学和细胞学观察：从大体标本上切取适当大小的病变组织制成切片或把直接采集到的病变部位细胞制成图片，根据需要进行不同染色，在光学显微镜下观察组织病变特点和细胞变化特征，是病理学研究和诊断的最基本方法。

（3）超微结构观察：运用电子显微镜（投射或扫描）对组织和细胞的内部及表面的超微结构进行观察，可以从亚细胞（细胞器）和分子水平上了解组织细胞的病理变化，加深对疾病本质的认识和理解。

（4）组织和细胞化学观察：利用某些能与细胞中的化学成分进行"特异性"结合的试剂，显示组织细胞的某些成分（如蛋白质、酶类、核酸、糖原和脂肪等）的变化，对疾病的诊断有一定参考价值。

（5）免疫组织化学观察：是应用抗原-抗体特异性结合原理形成的一种组织化学技术，在光学显微镜下，原位检测待检（抗原）物质的存在与否，并可进行定性、定量和定位的研究。临床上常用于肿瘤的诊断与鉴别诊断。

除上述观察方法外，随着现代医学科学的发展，放射自显影、流式细胞学、图像分析、聚合酶链及分子原位杂交等技术越来越被广泛地应用于医学研究和临床诊断，大大推进了病理学的研究进展。

4.简述病理学的任务。

答：病理学（pathology）是研究疾病的病因、发病机制、病理变化（形态结构、功能代谢变化）、结局和转归的医学基础学科。通过学习来认识和掌握疾病的本质及发生发展的规律，为正确诊治和预防疾病奠定理论基础。

5.病理学的学习方法有哪些？

答：结合本学科特点，学习时应注意以下几点：

（1）正确认识原因与条件、形态与功能、局部与整体、病变与临床之间的辩证关系，不断提高综合分析和解决问题的能力，为学习临床医学和专业知识打下坚实的基础。

（2）加强理论联系实践，重视实验课学习，通过大体标本、组织切片及动物实验的观察，尸体解剖见习，使感性认识与理性认识有机结合在一起，力争达到理论与实践的统一。

（3）运用动态的、发展的观点分析疾病的全过程。任何疾病及其病理变化，从它的发生、发展到结局，都有其不同的演变过程，在观察病变时，要看到它的现状、过去和未来。

（4）注重病理与临床、护理、其他相关专业的联系。从心理、家庭、社会、生活方式等多层面因素的影响去认识健康与疾病，从而有效地防治疾病，增进人类的健康。

（徐晓艳）

第2章 疾病概论

一、名词解释

1.健康：健康不仅是指躯体上没有疾病，还指在精神上和社会适应或人际交往上都处于完好状态。

2.疾病：是机体在致病因素的损害与抗损害相互作用下，自稳调节紊乱而发生的异常生命活动过程。

3.亚健康：是介于健康与疾病之间的一种生理功能

低下状态，又称机体的"第三状态"。

4. 诱因：即加强病因的作用，促进疾病发生、发展的因素。

5. 完全康复：指病因被消除，症状、体征消退，被损伤的组织器官功能、代谢和形态结构完全恢复正常。

6. 不完全康复：指病因及其引起的损伤得到控制，临床主要症状消退，受损组织细胞的形态和功能代谢未完全恢复，往往留下某些病变后遗症（如风湿性心内膜炎遗留的瓣膜病变等），只能通过机体代偿来完成正常的生命活动。

7. 脑死亡：是指全脑功能（包括大脑半球、间脑和脑干各部）不可逆的永久性丧失，机体作为一个整体功能永久性停止。

二、填空题

1. 发生　发展　一般规律　共同机制
2. 完全康复　不完全康复　死亡
3. 原因　条件
4. 损伤与抗损伤　因果转化　局部与整体
5. 原因　条件
6. 康复　死亡
7. 完全康复　不完全康复
8. 脑死亡　全脑功能

三、选择题

A型题

1. C 2. E 3. E 4. D 5. E 6. C 7. B 8. C
9. A 10. E 11. E 12. D 13. E 14. B 15. E
16. B 17. A 18. D 19. B

X型题

1. ABCDE 2. AD 3. ABD 4. BD

四、判断题

1. √ 2. × 3. × 4. × 5. ×

五、简答题

1. 简述疾病发生发展的一般规律。

答：①损伤与抗损伤；②因果交替；③局部与整体。

2. 简述因果交替规律在疾病过程中的作用。

答：在疾病的发生发展过程中，原因和结果间可以相互交替和相互转化。原始致病因素作用于机体后，机体产生一定的变化，这些变化在一定的条件下又会引起另一些变化，这就是因果交替规律。这种因果交替过程是疾病发展的重要形式，常可推动疾病不断发展，甚至形成恶性循环。

3. 简述疾病过程中损伤与抗损伤反应之间的关系及作用。

答：损伤与抗损伤的斗争贯穿于疾病的始终，两者的关系既相互联系又相互斗争，是构成疾病各种临床表现、推动疾病发展的基本动力。同时，损伤与抗损伤反应的斗争及它们之间的力量对比常影响疾病的发展方向和转归。如损伤较轻，则可通过各种抗损伤反应和恰当治疗，使机体恢复健康；反之，如损伤较重，抗损伤的各种措施无法抗衡损伤反应，又无恰当而及时的治疗，则病情恶化。

4. 判断脑死亡的标准是什么？

答：①呼吸、心跳停止；②不可逆性深昏迷；③脑干神经反射消失；④瞳孔散大或固定；⑤脑电波消失，呈平直线；⑥脑血液循环完全停止。

5. 简述脑死亡的意义。

答：脑死亡的确立有助于医务人员科学地判断死亡时间和确定终止复苏抢救的界线。此外，也为器官移植创造了良好的时机和法律根据。

（王志慧　张　静）

第3章　细胞和组织的适应、损伤与修复

一、名词解释

1. 变性：是指细胞或细胞间质受损后，由于物质代谢障碍，使细胞内或细胞间质内出现异常物质或正常物质异常蓄积的现象，多伴发细胞功能低下。

2. 坏疽（gangrene）：是指局部组织大块坏死，同时继发腐败菌的感染。坏疽局部常呈黑色、暗绿色等特殊形态改变。

3. 肥大：由于功能增加，生成代谢旺盛，使细胞、组织或器官体积的增大。

4. 萎缩：是指发育正常的实质细胞、组织或器官的体积缩小。

5. 化生：是指一种分化成熟的细胞类型被另一种分化成熟的细胞类型所取代的过程。

6. 坏死：是以酶溶性变化为特点的活体内局部组织、细胞的死亡。

7. 凋亡：是指活体内个别细胞程序性死亡的表现形式，是基因控制的主动性程序性死亡。一般表现为单个细胞或小团块细胞的死亡，细胞固缩，细胞核浓缩形成凋亡小体。

8. 肉芽组织：是由新生薄壁的毛细血管、增生的成纤维细胞以及炎细胞构成的幼稚结缔组织，肉眼表现为鲜红色，颗粒状，柔软湿润，形似鲜嫩的肉芽故而得名。

9. 玻璃样变性：又称透明变性（hyaline degeneration），是指在细胞内或细胞间质中，出现均质、红染及半透明的蛋白质样蓄积，在HE染色切片中呈嗜伊红均质状。多见于结缔组织、血管壁，也可见于细胞内。

10. 脂肪变性：中性脂肪特别是三酰甘油蓄积于非脂肪细胞中，称为脂肪变性（fatty change）。脂肪变性最常见于肝、心、肾等器官的实质细胞。

11. 细胞水肿：或称水样变性，是指细胞内水、钠增加，引起细胞肿胀和功能下降，是细胞损伤中最早出现的改变。细胞水肿多见于肝、肾、心等线粒体丰富的实质性器官。

12. 干酪样坏死：是凝固性坏死的特殊类型，常见于由结核杆菌引起的坏死，其坏死组织崩解彻底，病灶中含有较多的脂质，坏死组织略带黄色，质地松软，状似干酪，故称干酪样坏死。

13. 再生：是指组织损伤后，由周围健康的同种细胞分裂增殖完成修补恢复的过程。

14. 增生：是指细胞有丝分裂活跃而致组织或器官内细胞数量增加，并伴有组织、器官体积增大和功能活跃的现象。

15. 创伤愈合：是指机体组织遭受外力作用引起的缺损或离断性损伤，通过细胞再生、肉芽组织增生、瘢痕形成的复杂修复过程。

16. 气球样变：水样变性的细胞随着胞质内水分的逐渐增加，有时甚至出现胞质疏松透明，呈空网状，细胞肿大形如气球，又称气球样变。

二、填空题

1. 凝固性坏死 液化性坏死 坏疽 纤维素样坏死

2. 溶解吸收 分离排出 机化与包裹 钙化

3. 成纤维细胞或纤维母细胞 毛细血管 炎细胞

4. 不稳定性细胞 稳定细胞 永久性细胞

5. 虎斑心

6. 细胞水肿 脂肪变性 玻璃样变性

7. 干性坏疽 湿性坏疽 气性坏疽

8. 纤维结缔组织 细动脉壁 细胞内

9. 结核杆菌 奶酪样

10. 体积 心壁 冠脉血管 脂褐素

11. 营养不良性萎缩 失用性萎缩 压迫性萎缩 内分泌性萎缩 去神经性萎缩

12. 萎缩 肥大 增生 化生

13. 核固缩 核碎裂 核溶解

14. 血肿形成 纤维性骨痂形成 骨性骨痂形成 骨痂改建或再塑

15. 四肢末端 黑褐色 界线

三、选择题

A型题

1. D 2. D 3. B 4. C 5. A 6. B 7. C 8. D
9. B 10. D 11. C 12. D 13. B 14. A 15. B

X型题

1. ADE 2. ACDE 3. BDE 4. AC 5. ABDE
6. ABCD 7. ACD 8. BCDE 9. ABCD
10. ACDE

四、判断题

1. √ 2. √ 3. √ 4. × 5. × 6. √ 7. √
8. √ 9. √ 10. × 11. × 12. √ 13. ×
14. √ 15. √ 16. × 17. √ 18. √

五、简答题

1. 比较一期愈合与二期愈合的特点。

答：

	一期愈合	二期愈合
组织缺损	小	大
感染	无	有
创缘	整齐	不齐
创面对合	对合严密	常为开放
愈合时间	短	长
瘢痕	小	大

2. 什么叫玻璃样变性？请简述玻璃样变性的三种类

型及其病变部位与特点。

答：玻璃样变性又称透明变性（hyaline degeneration），是指在细胞内或细胞间质中，出现均质、红染及半透明的蛋白质样蓄积，在HE染色切片中呈嗜伊红均质状。多见于结缔组织、血管壁，也可见于细胞内。

（1）细小动脉玻璃样变：多发生于缓进型高血压病和糖尿病时的肾、脑、脾及视网膜的细小动脉壁。缓进型高血压病时，全身细小动脉持续痉挛，导致血管内膜缺血受损，通透性增高，血浆蛋白渗入内膜，在内皮细胞下凝固成均质、嗜伊红无结构物质，使细小动脉管壁增厚、变硬，管腔狭窄甚至闭塞，血流阻力增加，使血压升高，血管脆性增加，可引起组织、器官缺血，甚至血管破裂出血。

（2）结缔组织玻璃样变：常见于纤维瘢痕组织、纤维化的肾小球以及动脉粥样硬化的纤维性斑块、萎缩的子宫及乳腺间质等。肉眼观，病灶呈灰白色半透明状，质地坚韧，缺乏弹性。镜下观，纤维细胞和血管明显变少，陈旧的胶原纤维增粗并互相融合成均质无结构红染的梁状、带状或小片状，失去纤维性结构。

（3）细胞内玻璃样变：指实质细胞内出现大小不等的均质无结构、嗜酸染色的蛋白性物质。光镜下，实质细胞内可见圆形、嗜伊红的小体。如肾病综合征伴有严重蛋白尿时，大量血浆蛋白经肾小球毛细血管漏出，经肾小管上皮细胞吞饮并在胞浆内融合成Rusell小体；病毒性肝炎和酒精性肝病时，肝细胞胞质中细胞中间丝前角蛋白变性，出现红染的玻璃样物质，形成Mallory小体。

3. 正常肉芽组织的形态结构特点有哪些？

答：肉眼观察：新鲜的肉芽组织呈鲜红色、颗粒状、柔软湿润、触之易出血而无痛觉，形似鲜嫩的肉芽。镜下观察：内皮细胞扩张，新生的毛细血管平行排列，垂直创面生长，并以小动脉为轴心在接近创面时相互吻合，形成弓形突起，在毛细血管间有大量新生的成纤维细胞及数量不等的炎性细胞。

4. 简述坏死的结局。

答：（1）溶解吸收：较小范围的坏死组织可由溶酶体释放蛋白水解酶，将坏死组织溶解液化，并通过淋巴管、小静脉吸收，不能吸收的碎片则由巨噬细胞吞噬、消化。

（2）分离排出：坏死灶较大不能完全溶解吸收时，坏死组织崩解或液化分离、排出形成缺损。皮肤、黏膜处的浅表性缺损称为糜烂，较深的组织缺损称为溃疡。肾、肺等坏死组织溶解分离后通过自然管道排出而留下空腔，称为空洞。深部组织坏死后形成开口于表面的盲管，称为窦道。连接两个内脏器官或由内脏通向体表的管道样缺损，称为瘘管。

（3）机化与包裹：由肉芽组织长入取代坏死组织、血栓、异物的过程称为机化（organization）。如较大范围的坏死组织不能完全机化时，则周围增生的肉芽组织包围，称为包裹（encapsulation）。

（4）钙化：坏死组织若未及时清除，大量钙盐沉积在坏死组织中称为钙化。

5. 纤维素样变性的病变有何特点？常见于何种疾病？

答：纤维素样坏死又称纤维素样变性，是发生在结缔组织或血管壁的一种病变，病变处为均质状或颗粒状无结构物质，呈强嗜酸性红染，状如纤维蛋白，旧称纤维素样变性。常见于风湿病、结节性多动脉炎、类风湿性关节炎、新月体性肾小球肾炎以及急进型高血压等变态反应性疾病。

6. 肉芽组织在伤口愈合中作用是什么？

答：肉芽组织在组织损伤修复过程中有非常重要的作用，其主要功能：①抗感染保护创面；②填补创口及其他组织缺损；③机化或包裹异物，如坏死组织、血栓、炎性渗出物、血凝块及其他异物。

（张　静　徐晓艳）

第4章　局部血液循环障碍

一、名词解释

1. 充血：局部组织或器官的血管内血液含量增多，称为充血。

2. 动脉性充血：局部组织或器官因动脉输入血量增多而发生的充血，称为动脉性充血。

3. 淤血：组织或器官由于静脉回流受阻，血液淤积在小静脉和毛细血管内,致使血液含量增多,称为静脉性充血,简称淤血。

4. 心衰细胞:慢性肺淤血除肺泡壁毛细血管和小静脉高度扩张充血外,可见肺泡间隔变厚和纤维化。肺泡腔除含有水肿液、红细胞外,还可见大量含有含铁血黄素(红细胞被吞噬后,血红蛋白被转化为含铁血黄素)的巨噬细胞,即心衰细胞。

5. 肺褐色硬化:严重的慢性肺淤血,肺间质纤维组织增生致肺质地变硬、呈棕褐色,称为肺褐色硬化。临床上,患者可出现明显气促、缺氧、紫绀、咳粉红色泡沫痰等。

6. 槟榔肝:肝淤血时,肝切面暗红色的淤血区与黄色的脂肪变区相互交错,形成花纹样结构,状似槟榔切面,故称槟榔肝。

7. 出血:血液从血管(动脉、静脉和毛细血管)或心腔溢出,称为出血。

8. 血栓形成:在活体的心脏、血管内,血液成分凝集形成固体质块的过程称为血栓形成。

9. 血栓机化:没有被溶解吸收或脱落的血栓,由血管壁新生的肉芽组织逐渐长入取代的过程,称为血栓机化。

10. 透明血栓:是一种特殊类型的血栓,发生于微循环毛细血管和微静脉内,只能在显微镜下发现,故又称为微血栓。

11. 栓塞:循环血液中的异常物质,随血流运行阻塞血管腔的过程,称为栓塞。

12. 梗死:器官或组织由于血管阻塞、血流停止导致严重缺血缺氧而引起的坏死,称为梗死。

二、填空题

1. 血量 增大 鲜红
2. 增大 增加 变硬 暗红 降低
3. 静脉受压 静脉管腔阻塞 心力衰竭
4. 水肿和出血 实质细胞损伤 淤血性硬化
5. 心血管内细胞损伤 血流状态的改变 血液凝固性增高
6. 头 体 尾
7. 白色血栓 混合血栓 红色血栓 透明血栓
8. 软化、溶解 机化与再通 钙化
9. 血栓栓塞 脂肪栓塞 气体栓塞 羊水栓塞 其他栓塞
10. 血栓形成 动脉栓塞 动脉痉挛 血管壁受压
11. 出血性梗死 贫血性梗死
12. 灰白 心 脑 脾 肾
13. 暗红 肺 肠
14. 破裂性出血 漏出性出血
15. 出血类型 出血量 出血速度 出血部位

三、选择题

A 型题

1. A 2. A 3. C 4. A 5. B 6. C 7. E 8. A
9. B 10. C 11. E 12. A 13. D 14. A 15. E
16. C 17. D 18. B 19. A 20. E 21. C 22. D
23. C 24. B 25. C

X 型题

1. BCD 2. ABDE 3. DE 4. CD 5. ABD
6. ABCD 7. ABCD 8. BCD 9. ABCDE
10. ABCD

四、判断题

1. × 2. × 3. × 4. √ 5. × 6. × 7. ×
8. × 9. × 10. √

五、简答题

1. 简述淤血的原因、病变及其结局。

答:(1)淤血的原因:①静脉受压;②静脉阻塞;③心力衰竭。

(2)病变:①肉眼:淤血组织、器官体积增大;呈暗红色;皮肤出血时发绀,温度下降。②镜下:毛细血管、小静脉扩张,充血;有时伴水肿;实质细胞变性。

(3)结局:①淤血时间短可以恢复正常;②淤血时间长则组织器官缺氧、代谢产物堆积致淤血性水肿、体积增大、淤血性硬化。

2. 简述栓子运行的途径。

答:栓子运行的途径一般与血流方向一致,最终栓塞于口径与其相当的血管并阻断血流。

(1)动脉系统及左心栓子:来自动脉系统及左心的栓子,随血流运行栓塞于口径与其相当的动脉分支,常见于脑、脾、肾及下肢等部位。

(2)体静脉系统及右心栓子:来自体静脉系统及右心的栓子,随血流进入肺动脉主干或其分支,引起肺栓塞。

（3）门静脉系统栓子：来自肠系膜静脉等门静脉系统的栓子，可引起肝内门静脉分支的栓塞。

3. 简述血栓形成的条件及其对机体的影响

答：（1）形成条件：①心血管内膜的损伤；②血流状态的改变；③血液凝固性增高。

（2）对机体的影响：①有利的一面；防止出血；防止病原微生物扩散。②不利的一面：血栓阻塞血管可引起组织的缺血、发生坏死；血栓脱落形成栓子引起广泛出血等严重后果。

4. 简述栓塞的类型及其产生的后果。

答：（1）栓塞的类型：①血栓栓塞；②气体栓塞；③脂肪栓塞；④其他，如寄生虫及其虫卵栓塞、肿瘤细胞栓塞等。

（2）产生的后果

1）肺动脉栓塞：可致肺出血性梗死，甚至急性呼吸衰竭、心力衰竭而死亡。

2）脑动脉栓塞：可致脑梗死，呼吸中枢核心血管中枢的梗死可引起患者死亡。

3）肾动脉栓塞：可引起肾梗死。

4）脾动脉栓塞：可引起脾梗死。

5）肠系膜动脉栓塞：可致肠梗死，湿性坏疽形成。

6）肝动脉栓塞，可引起肝梗死等。

5. 长期卧床患者应怎样预防血栓形成。

答：血栓形成三个要素：心血管内膜损伤、血流状态的改变、血液凝固性增高。以上任意一个因素都可以促进血栓形成。长期卧床的患者，下肢静脉回流速度减缓。预防方法主要是促进血液循环，包括：①按摩下肢肌肉；②如果不影响行走，应早日下地活动；③如果手术部位没有活动性出血，可以应用抗凝药物，现在一般用低分子肝素，比较安全。

6. 简述梗死的概念及其形成条件。

答：梗死是器官或组织由于血管阻塞、血流停止导致严重缺血缺氧而引起的坏死。

形成条件：①血栓形成；②动脉栓塞；③动脉痉挛；④血管壁受压。

7. 描述梗死的病理变化。

答：（1）贫血性梗死

1）肉眼：①外观呈锥体形，灰白色；②切面呈扇形；③边界清楚；④尖部朝向器官中心，底部靠近器官表面；⑤梗死周边可见充血、出血带。

2）镜下：①梗死区为凝固性坏死（脑为液化性坏死）；②梗死边缘有多少不等的中性粒细胞浸润；③梗死边缘有充血和出血等。

（2）出血性梗死

1）肉眼：①梗死区呈暗红色或紫褐色；②有出血；③失去光泽，质地脆弱；④边界较清晰；⑤肺出血性梗死为底部靠近肺膜，尖部指向肺门的锥形病灶。

2）镜下：①梗死区为凝固性坏死；②梗死区及边缘有明显的充血和出血；③梗死边缘有数目不等的中性粒细胞浸润等。

8. 简述血栓形成、栓塞、梗死三者的相互关系。

答：（1）概念

1）血栓形成：①活体的心脏或血管腔内；②血液成分凝固；③形成固体质块的过程。

2）栓塞：①循环血液中；②异常物质随血液流动；③阻塞血管腔的过程。

3）梗死：①动脉阻塞；②侧支循环不能代偿；③局部组织缺血性坏死。

（2）三者的相互关系：血栓形成→血栓→栓塞→梗死（无足够侧支循环时发生）

9. 血栓的结局如何？

答：（1）软化、溶解、吸收或脱落：血栓形成后，由于血栓内纤维蛋白溶解酶活性增高和白细胞崩解释放蛋白溶酶，使血栓溶解液化。小血栓可被完全溶解吸收，不留痕迹；较大的血栓，由于部分发生溶解，易被血流冲击脱落，形成栓子随血流运行，引起血栓栓塞。

（2）机化与再通：没有被溶解吸收或脱落的血栓，由血管壁新生的肉芽组织逐渐长入取代的过程，称为血栓机化。血栓机化时，由于血栓收缩和部分溶解，使血栓内部或血栓与血管壁之间出现裂隙，裂隙表面有新生的内皮细胞被覆，形成新的血管腔，在血流作用下，彼此相互连接，血液重新通过。这种已被阻塞的血管部分重新恢复血流的过程，称为再通。

（3）钙化：没有完全机化的陈旧性血栓发生钙盐沉积，称为钙化。钙化的血栓质硬如石，所以发生于动脉或静脉内分别称为动脉石或静脉石。

10. 出血的原因有哪些？

答：（1）破裂性出血：由心脏或血管壁破裂引起的出血，称为破裂性出血。一般出血量较多，常见的原因有血管机械性损伤、血管壁或心脏病变疾病、血管壁周围病变侵蚀、静脉破裂、毛细血管破裂。

（2）漏出性出血：由于毛细血管或毛细血管后静脉通透性增高，血液通过扩大的内皮细胞间隙和受损的基底膜漏出血管外，称为漏出性出血。常见的原因有血管壁的损害、血小板减少或功能障碍、凝血因子缺乏。

（张静方）

第5章 炎　症

一、名词解释

1. 炎症：是指具有血管系统的活体组织对各种损伤因子的刺激所发生的以防御反应为主的基本病理过程。

2. 变质：炎症局部组织发生的变性和坏死，称为变质。

3. 渗出：炎症局部组织血管内的液体、蛋白质和白细胞通过血管壁进入组织间隙、体腔或体表及黏膜表面的过程。

4. 趋化作用：白细胞游出血管后，主动向某些化学刺激物所在部位作单一定向的移动，称为趋化作用。

5. 窦道：深部组织的脓肿，向体表一侧穿破，形成一条仅有一端开口的通道，称为窦道。

6. 炎性息肉：在致炎因子的长期刺激下，局部黏膜上皮和腺体过度增生，形成突出于黏膜表面的带蒂肿块。

7. 假膜性炎：发生在黏膜的纤维素性炎，渗出的纤维素、白细胞和坏死的黏膜上皮混合在一起，形成灰白色的膜状物，即假膜，称为假膜性炎。

8. 脓肿：化脓性炎呈局限性分布，并伴有脓腔形成者。

9. 蜂窝织炎：由溶血性链球菌引起，常发生于疏松结缔组织，以大量中性粒细胞浸润为特征的弥漫性化脓性炎症。

10. 绒毛心：为心包的纤维素性炎。由于心脏的不断搏动，导致渗出在心外膜上的纤维素形成无数绒毛状物，覆盖在心脏表面，称为绒毛心。

11. 溃疡：由于皮肤或黏膜坏死、崩解脱落，可形成局部缺损，称为溃疡。

12. 瘘管：深部组织的脓肿，一端向体表或体腔穿破，另一端开口于自然管道，形成两端开口的排脓通道，称为瘘管。

13. 炎症介质：一组在致炎因子作用下，由局部组织或血浆产生和释放的，在炎症过程中起主要介导作用的化学物质。

14. 炎性假瘤：炎性增生的组织形成一个境界清楚的肿瘤样团块，肉眼和X线上与真性肿瘤很相似，称为炎性假瘤。它有多种细胞成分增生，并伴有纤维化，常发生于眼眶及肺。

15. 肉芽肿性炎：炎症局部主要由巨噬细胞增生构成，以境界清楚的结节状病灶为特征的增生性炎症，称为肉芽肿性炎。

16. 化脓性炎：以中性粒细胞大量渗出为特征，并常伴有不同程度的组织坏死和脓液形成者，称为化脓性炎。

二、填空题

1. 变质　渗出　增生

2. 红　肿　热　痛　功能障碍

3. 血管壁的通透性增高　血管内流体静压增高　局部组织渗透压增高

4. 急性　化脓性

5. 慢性

6. 寄生虫病　变态反应性疾病

7. 血管内皮细胞　纤维母细胞　巨噬细胞

8. 发热　血液中白细胞变化　单核巨噬细胞系统增生　实质细胞变性　坏死和功能障碍

9. 纤维素

10. 假膜性炎

11. 渗出的纤维素　白细胞　坏死的黏膜上皮

12. 皮下　肌肉　阑尾
13. 变质　渗出　增生
14. 脓肿　蜂窝织炎
15. 靠边与附壁　游出　趋化作用
16. 感染性肉芽肿　异物性肉芽肿
17. 中性粒细胞　巨噬细胞
18. 血管　血浆成分　白细胞
19. 痊愈　迁延不愈　蔓延扩散
20. 局部蔓延　淋巴道播散　血道播散
21. 血管壁通透性增高　趋化作用
22. 黏膜　浆膜　肺
23. 识别粘着　包围吞噬　杀伤与降解

三、选择题

A 型题

1. A　2. C　3. B　4. A　5. C　6. E　7. C　8. E
9. D　10. D　11. A　12. C　13. C　14. C　15. E
16. D　17. B　18. C　19. D　20. B　21. B　22. D

X 型题

1. BC　2. ABCD　3. ABC　4. CD　5. AC　6. ABC
7. ABDE　8. ACD　9. ACD　10. ABC　11. ABDE
12. CD　13. ABCDE　14. BDE

四、判断题

1. ×　2. √　3. √　4. ×　5. √　6. √　7. ×　8. √　9. ×　10. √

五、简答题

1. 简述渗出液的防御作用。

答：渗出液的作用：①稀释毒素；②带来营养物质和抗体、补体等抗菌物质，并带走炎症灶内的有害物质和代谢产物；③将渗出物中的病原体和毒素引流到局部淋巴结，刺激机体产生免疫反应；④渗出的纤维蛋白原在凝血因子作用下形成纤维素，纤维素交叉成网架可限制病原体扩散，并有利于吞噬细胞在局部捕捉、吞噬病原体；炎症后期，纤维素网架可作为修复的支架，有利于组织愈合。

2. 说明变质、渗出、增生三者在炎症中的辨证关系。

答：变质属于损伤过程，如乙型脑炎神经细胞的变性、坏死，病毒性肝炎肝细胞的变性、坏死，能产生和释放炎症介质诱导炎症过程的发生和发展，加速血管渗出反应；渗出属于抗损伤的防御过程，渗出液中有抗体、补体等发挥防御作用，但渗出液积聚过多会压迫血管，使相应组织缺血、缺氧而加重组织变质损伤；增生属于抗损伤过程，可加速损伤组织修复，但组织过度增生又可损害脏器的功能并使组织缺氧而加重组织的变质损伤。

3. 试比较漏出液和渗出液的区别。

答：

	渗出液	漏出液
原因	炎症	非炎症
蛋白量	> 25g/L	< 25g/L
细胞数	> 0.50×10^9/L	< 0.10×10^9/L
比重	> 1.020	< 1.012
黏蛋白试验	阳性	阴性
凝固性	能自凝	不能自凝
透明度	混浊	澄清

4. 何为化脓性炎？比较脓肿与蜂窝织炎的区别。

答：化脓性炎是由化脓菌引起的，以大量中性粒细胞渗出为特征，常伴有不同程度的组织坏死和脓液形成的炎症。

	脓肿	蜂窝织炎
原因	金黄色葡萄球菌感染	溶血性链球菌感染
炎症范围	局限性	弥漫性
组织坏死程度	重	轻
脓肿膜	有	无
脓腔形成	有	无

5. 试述炎症时血液中白细胞的变化及其意义。

答：炎症时，血液中白细胞的变化主要表现在种类和数量上，这些变化常能反映不同的感染因素、感染的程度和机体的抵抗力。如化脓菌感染引起急性炎症时，机体的正常反应是血液中白细胞总数增加并以中性粒细胞为主；又如当某些病毒感染时，血液中白细胞总数无明显变化，但淋巴细胞的比例增加。所以，炎症时血液中白细胞的变化对于临床诊断具有参考价值。

6. 试述炎症时白细胞渗出的过程及意义。

答：白细胞渗出是一种主动游出过程，大致步骤为白细胞靠边、附壁、游出和趋化到炎症区域，对病原体和组织碎片进行吞噬和消化。吞噬细胞的吞噬过程是识别和黏附、吞入、杀伤和降解。炎症时白细胞渗出是炎症防御反应最重要的特征,以此消灭病原体,清除异物,有利于组织修复。

7.试述炎症的结局。

答:炎症的结局包括痊愈、迁延不愈转为慢性、蔓延扩散。蔓延扩散的方式包括局部蔓延、淋巴道扩散和血道扩散。血道扩散的后果为菌血症、毒血症、败血症、脓毒败血症。

8.简述炎症的局部表现和全身表现。

答:局部表现:红、肿、热、痛和功能障碍。

全身表现:发热、血液中性粒细胞的变化、单核-巨噬细胞增生、实质脏器的变化。

（王志慧）

第6章 肿 瘤

一、名词解释

1.肿瘤:肿瘤是机体在各种致瘤因素的作用下,局部的组织细胞在基因水平上失去对其生长的正常调控,导致克隆性异常增生而形成的新生物,常在局部形成肿块。

2.异型性:是肿瘤组织在细胞和组织结构上,与其起源的正常组织存在着不同程度的差异。

3.转移:是瘤细胞从原发部位侵入淋巴管,血管和体腔到达并于他处并继续生长,形成与原发瘤性质相同的新肿瘤的过程。

4.癌:起源于上皮组织的恶性肿瘤。

5.肉瘤:起源于间叶组织的恶性肿瘤。

6.癌前病变:指某些具有癌变潜在可能性的良性病变,如经久不愈,有可能转变成癌。

7.原位癌:指癌细胞仅局限于上皮全层,尚未突破基底膜的癌。

8.早期浸润癌:原位癌突破基底膜向下浸润,浸润深度不超过基底膜下 3~5mm 或不超过黏膜下层,极少发生转移,称早期浸润癌。

9.恶病质:是指机体由于恶性肿瘤或其他慢性消耗性疾病,导致机体严重消瘦、贫血、虚弱和全身衰竭的状态。

10.副肿瘤综合征:由于肿瘤的产物(包括异位激素产生)或异常免疫反应(包括交叉免疫、自身免疫和免疫复合物沉着等)或其他不明原因,可引起内分泌、神经、消化、造血、骨关节、肾及皮肤等系统发生病变,出现相应的临床表现。这些表现不是由原发肿瘤或转移灶直接引起的,而是通过产生某些物质间接引起的。

11.癌巢:癌细胞紧密排列或条索状或腺腔样称癌巢。

12.角化珠:癌巢中央出现层状角化物,称角化珠。

13.癌基因:指存在于病毒或细胞基因组的一类在一定条件下能使正常细胞转变为恶性细胞的核苷酸序列,可分为病毒癌基因和细胞癌基因。

二、填空题

1.实质 间质

2.瘤细胞 组织来源 良恶性

3.细胞形态 组织结构 小 越大

4.膨胀性生长 浸润性生长 外生性生长

5.淋巴道转移 血道转移 种植性转移

6.肿瘤组织的来源 肿瘤的性质

7.癌 肉瘤

8.鳞状细胞癌 三

9.肺 肝

10.压迫 阻塞

11.腺癌 单纯癌 黏液癌

12.腺体结构 实性团块 条索状 硬癌 髓样癌

13.平滑肌瘤 子宫 胃肠道

14.骨肉瘤 四肢长骨 股骨下端 胫骨上端 codman 三角 日光放射状阴影

15.淋巴结 淋巴结以外 霍奇金淋巴瘤 非霍奇金淋巴瘤

16.骨髓干细胞 增多 增多

三、选择题

A 型题

1. C 2. B 3. E 4. C 5. B 6. B 7. E 8. B 9. E 10. A 11. C 12. B 13. A 14. B 15. A 16. D 17. A 18. B 19. B 20. B 21. E 22. E 23. C 24. B 25. C 26. C 27. C 28. A

X 型题

1. ACE 2. ACE 3. ABCE 4. ABCE 5. ABC 6. ABCDE 7. ABCD

四、判断题

1.× 2.× 3.√ 4.× 5.√ 6.√ 7.× 8.× 9.× 10.× 11.√ 12.× 13.√ 14.× 15.√ 16.×

五、简答题

1. 简述肿瘤的组织结构和识别它的实际意义。

答：肿瘤由实质和间质两部分构成，肿瘤的实质就是瘤细胞，是构成肿瘤的主要成分；肿瘤的间质是由纤维组织，血管等成分构成，具有支持和营养肿瘤实质的作用。肿瘤的实质具有特异性，根据瘤细胞的形态来识别肿瘤的组织来源，根据瘤细胞的异型性来判断肿瘤的良恶性。

2. 简述恶性肿瘤的异型性。

答：恶性肿瘤具有明显的异型性，除实质和间质在排列和组合上与起源组织有很大差异外，尤其是瘤细胞的异型性更为突出，表现在：①细胞形态，大小不一，可出现瘤巨细胞；②胞核大，核染色深，可出现巨核、双核、多核和奇异核，核分裂象多，且有病理性核分裂象；③胞浆多为嗜碱性。

3. 请说出恶性肿瘤的扩散方式。

答：恶性肿瘤的扩散方式包括直接蔓延和转移。转移的途径有淋巴道转移、血道转移和种植性转移。

4. 试比较良、恶性肿瘤的区别。

[答题要点] 良、恶性肿瘤的区别，可从分化程度、生长速度、生长方式、继发改变、转移、复发和对机体的影响进行比较。参考"提炼精华，突显考点"中的相关内容。

5. 试比较癌与肉瘤的区别。

[答题要点] 癌与肉瘤的区别，主要从组织来源、发病率、发病年龄、大体特点、组织学特点、嗜银染色、转移途径进行比较。参考"提炼精华，突显考点"中的相关内容。

6. 简述肿瘤对机体的影响。

答：良性肿瘤对机体的影响主要为压迫和阻塞，颅内良性肿瘤可危及生命。恶性肿瘤对机体影响大，包括压迫与阻塞、破坏器官结构和功能、侵犯神经引起疼痛，发生坏死、溃疡、出血、发热、感染和恶病质。

7. 简述肿瘤的分级与分期。

答：恶性肿瘤根据其分化程度分为三级，Ⅰ级，分化较好，低度恶性；Ⅲ级，低分化，高度恶性；Ⅱ级，介于二者之间。根据原发瘤大小、浸润的范围和有无转移将肿瘤分为早晚期。多采用 TNM 分期，T_1—T_4 表示原发瘤大小和浸润程度；N 为淋巴道有无转移，用 N_0—N_3 表示；M 为有无血道转移，用 M_0—M_2 表示。

8. 什么是癌前病变？肿瘤的癌前病变有哪些？

答：癌前病变（或疾病）是指某些具有癌变潜在可能的良性病变（或疾病）。它可以是获得性的或者是遗传性的。包括黏膜白斑、慢性子宫颈炎与宫颈糜烂、纤维囊性乳腺病、结肠与直肠息肉状腺瘤、慢性萎缩性胃炎伴肠上皮化生及胃溃疡、慢性溃疡性结肠炎、皮肤慢性溃疡、肝硬化等。

9. 简述肿瘤的代谢特点。

答：（1）核酸代谢：DNA 和 RNA 均合成增加。

（2）蛋白质代谢：包括肿瘤特异抗原和肿瘤胚胎性抗原如 AFP。

（3）糖代谢：大部分以无氧糖酵解为主。

（4）酶的改变：较复杂。

（纪 芳）

第7章 常见疾病

一、名词解释

1. 高血压：高血压是以体循环动脉血压持续升高，是一种可导致心、脑、肾和血管改变的最常见的临床综合征。

2. 绒毛心：当有大量纤维素渗出时，心包的脏、壁两层间的纤维素因心脏搏动、牵拉而呈毛绒状，附着于心包脏层的表面及壁层的内表面，称绒毛心。

3. 冠状动脉粥样硬化性心脏病：是指因冠状动脉狭窄所致心肌缺血而引起，又称缺血性心脏病。

4. 风湿小体：风湿小体是一种肉芽肿性病变，由成群的风湿细胞聚集在纤维素样坏死灶内，并伴有少量的淋巴细胞和浆细胞浸润。

5. 风湿病：风湿病是一种与A组β溶血性链球菌感染有关的变态反应性疾病。病变主要累及全身的结缔组织及血管，以形成风湿小体为其病理特征，常累及心脏、关节、血管等处，其中以心脏病变最为严重。

6. 心绞痛：心绞痛是由于心肌急剧的、暂时性缺血、缺氧所造成的一种常见的临床综合征。

7. 心肌梗死：心肌梗死是指冠状动脉供血急剧减少或中断，致供血区持续缺血而导致的较大范围的心肌坏死。

8. 动脉粥样硬化：动脉粥样硬化症是指由于动脉内膜脂质、复合碳水化合物等血液成分沉积，伴有平滑肌及纤维组织增生，粥样斑块形成，而引起的动脉管壁硬化。

9. 大叶性肺炎：大叶性肺炎主要是由肺炎链球菌引起，病变累及肺大叶的全部或大部，以肺泡内弥漫性纤维素渗出为主的炎症。

10. 小叶性肺炎：小叶性肺炎由化脓性细菌引起，以细支气管为中心、肺小叶为单位的急性化脓性炎症，也称支气管肺炎。

11. 肺肉质变：在灰色肝样变期，因肺泡腔中中性粒细胞渗出过少，渗出的纤维素不能完全被溶解吸收，则由肉芽组织取代，病变部位肺组织变成褐色肉样纤维组织，称肺肉质变，也称机化性肺炎。

12. 消化性溃疡：是以胃或十二指肠形成慢性溃疡为特征的一种常见病、多发病。

13. 病毒性肝炎：是由肝炎病毒引起的以肝细胞变性、坏死为主要病变的传染病。

14. 假小叶：正常肝小叶结构破坏，由广泛增生的纤维组织将肝小叶分割、包绕成大小不等的圆形或椭圆形的肝细胞团，即形成假小叶。

15. 肝硬化：是一种常见的慢性进行性肝病，指在多种因素作用下，反复交替发生的弥漫性肝细胞变性、坏死，继而纤维组织增生和肝细胞结节状再生。此三种病变反复交错进行导致肝小叶结构破坏和血液循环途径改建，使肝变形、变硬，称为肝硬化。

16. 肾小球肾炎：是一类以肾小球损害为主要病变的变态反应性炎症。

17. 颗粒型固缩肾：双侧肾对称性萎缩、变小，颜色苍白，质地变硬，表面呈弥漫性颗粒状，称为颗粒性固缩肾。

18. 肾病综合征：起病缓慢，主要表现为：①大量蛋白尿，每天尿中蛋白含量达到或超过3.5g；②高度水肿；③高脂血症和脂尿；④低蛋白血症，人血白蛋白含量低于30g/L；即所谓"三高一低"。

二、填空题

1. 纤维斑块期　粥样斑块期　斑块继发性改变

2. 变态反应

3. 脑出血

4. 动脉粥样硬化　血管壁硬化

5. 四肢　皮肤

6. 结缔

7. 肺泡腔中大量纤维素渗出

8. 胃液的消化作用　黏膜抗消化能力降低　幽门螺杆菌感染　其他因素

9. 渗出层　坏死层　肉芽组织层　瘢痕组织层

10. 出血　穿孔　幽门梗阻　癌变

11. 出血　穿孔

12. 肝炎病毒　肝细胞变性坏死

13. 病毒直接损害肝细胞　免疫反应性损伤

14. 病毒性肝炎　慢性酒精中毒　营养缺乏　毒物的损伤作用

15. 脾大　胃肠淤血　腹水　侧支循环形成

16. 门静脉高压使门静脉系统毛细血管内淤血　肝血窦淤血　肝功能障碍，肝脏合成蛋白功能减退　醛固酮、抗利尿激素灭活减少

17. 食管下段静脉丛曲张　直肠静脉（痔静脉）丛曲张　腹壁静脉丛曲张

18. 血浆蛋白合成障碍　激素灭活减少　出血倾向　黄疸

19. 肝性脑病　上消化道出血

20. 肝功能减退　门脉高压症

21. 大量蛋白尿　高度水肿　高脂血症和脂尿　低蛋白血症

三、选择题

A型题

1. E　2. A　3. A　4. A　5. B　6. C　7. E　8. A

9. B 10. C 11. A 12. D 13. C 14. D 15. E
16. A 17. D 18. B 19. C 20. A 21. C
22. D 23. C 24. D 25. A 26. B 27. E 28. A
29. B 30. E 31. E 32. C 33. A 34. D 35. A
36. C 37. D 38. A 39. B 40. C 41. D

X型题
1. ABDE 2. AD 3. ABC 4. ABCDE
5. ABDE 6. ABCDE 7. ABCDE

四、判断题
1. × 2. √ 3. √ 4. × 5. √ 6. × 7. ×
8. √ 9. √ 10. × 11. × 12. √ 13. √

五、简答题
1. 高血压病的诊断标准是什么？
答：成年人高血压的标准为收缩压≥140mmHg，和（或）舒张压≥90mmHg。

分类	收缩压（mmHg）	舒张压（mmHg）
理想	<120	<80
正常高值	120～139	80～89
高血压	≥140	≥90
Ⅰ级高血压（轻度）	140～159	90～99
Ⅱ级高血压（中度）	160～179	100～109
Ⅲ级高血压（重度）	≥180	≥110
单纯收缩期高血压	≥140	<90

2. 简述风湿病的基本病理变化。
答：（1）变质渗出期：病变部位的结缔组织发生纤维素样变性并有炎性渗出。
（2）增生期：心肌间质、心内膜下或皮下结缔组织有风湿小结形成。
（3）纤维化期：风湿小体纤维化形成瘢痕。

3. 简述动脉粥样硬化的基本病理变化和粥样斑块的继发改变。
答：动脉粥样硬化的基本病变分为三期：脂斑脂纹期、纤维斑块期、粥样斑块期。粥样斑块的继发改变为斑块内出血、斑块破裂、血栓形成、钙化、动脉瘤形成、血管腔狭窄。

4. 简述心肌梗死的合并症及特点。
答：（1）心脏破裂：是急性透壁性心肌梗死的严重并发症。
（2）室壁瘤：常见于心肌梗死的愈合期。

（3）附壁血栓形成：梗死区心内膜粗糙、室壁瘤形成处血液形成涡流等原因，为血栓形成提供了条件，血栓可脱落引起栓塞。
（4）心力衰竭。
（5）心源性休克：当心肌梗死面积大于40%以上时，可引起心源性休克。
（6）附壁血栓形成：多见于左心室。
（7）心律失常：为心脏传导系统受累所致。

5. 简述重要器官的动脉粥样硬化对机体的影响。
答：冠状动脉硬化引起冠状动脉粥样硬化性心脏病；主动脉粥样硬化使管壁僵硬、失去弹性，甚至形成动脉瘤；脑动脉粥样硬化可引起脑萎缩、脑软化；肾动脉粥样硬化引起肾实质萎缩、肾梗死；四肢动脉粥样硬化可引起相应组织萎缩甚至梗死。

6. 简述大叶性肺炎红色肝样变期的主要临床表现及病理学基础。
答：（1）呼吸困难、发绀：肺泡壁毛细血管扩张，肺叶实变，肺泡换气功能下降后咳嗽。
（2）咳铁锈色痰：肺泡腔内红细胞破坏，血红蛋白变性等使痰液呈铁锈状。
（3）胸痛：病变累及胸膜，形成纤维蛋白性胸膜炎。

7. 比较大叶性肺炎与小叶性肺炎，两者有何区别。
答：大叶性肺炎与小叶性肺炎的区别见下表：

	大叶性肺炎	小叶性肺炎
病原菌	肺炎链球菌	多种细菌，常见毒力弱的肺炎球菌
发病年龄	青壮年	小儿、老人、体弱久病卧床者
炎症特点	急性纤维素性炎	急性化脓性炎
病变范围	累及一个肺段或一侧肺脏大叶	以细支气管为中心的小叶性病灶、大小不一，病变多发、散在于两肺
结局	绝大多数痊愈	多数痊愈，少数体弱者预后差，常并发呼吸衰竭、心力衰竭

8. 如何在大体形态上鉴别良性溃疡与恶性溃疡？

答：良性溃疡与恶性溃疡的鉴别见下表：

	良性溃疡（溃疡病）	恶性溃疡（溃疡型胃癌）
外形	圆形或椭圆形	不规则形，皿状或火山口状
大小	直径一般<2cm	直径一般>2cm
边缘	整齐，不隆起	不整齐，隆起，围堤状
深度	较深	早期较浅，中晚期较深
底部	较平坦，清洁	凹凸不平，有出血、坏死
周围黏膜	皱襞向溃疡集中	皱襞消失，结节状增厚

9. 肝硬化腹水的形成原因有哪些？

答：腹水形成原因：①门静脉高压使门静脉系统毛细血管内淤血，液体漏入腹腔；②肝血窦淤血，窦内压增加，自窦壁渗入窦旁间隙的液体增多而漏入腹腔；③肝合成蛋白功能减退，使血浆胶体渗透压降低，水分漏出增多；④肝功能障碍，醛固酮、抗利尿激素灭活减少，导致水钠潴留腹水形成。

10. 简述肝硬化的临床病理联系。

答：（1）门脉高压症

1）脾肿大。

2）胃肠道淤血、水肿。

3）腹水：形成原因有：①门静脉高压使门静脉系统毛细血管内淤血，液体漏入腹腔；②肝血窦淤血，窦内压增加，自窦壁渗入窦旁间隙的液体增多而漏入腹腔；③肝脏合成蛋白功能减退，使血浆胶体渗透压降低，水分漏出增多；④肝功能障碍，醛固酮、抗利尿激素灭活减少，导致水钠潴留腹水形成。

4）侧支循环形成：食管下段静脉丛曲张、直肠静脉（痔静脉）丛曲张、脐周浅静脉高度扩张。

（2）肝功能障碍的主要表现：①血浆蛋白合成障碍；②激素灭活减少；③出血倾向；④黄疸；⑤肝性脑病（肝昏迷）：是肝功能极度衰竭的表现，也是肝硬化患者死亡重要原因。

11. 简述急性肾小球肾炎的病理变化。

答：（1）肉眼观：双侧肾对称性轻、中度肿大，包膜紧张，表面光滑，充血，色较红，故称"大红肾"；有的肾表面见散在粟粒大小的出血点，似跳蚤咬过称"蚤咬肾"。

（2）镜下观：双侧肾小球广泛受累，肾小球体积大，细胞数增多。肾小球毛细血管内皮细胞和系膜细胞明显肿胀与增生，有较多的嗜中性粒细胞和少量的单核巨噬细胞浸润。

12. 简述慢性硬化性肾小球肾炎的病理变化。

答：本型肾炎是各型肾炎的终末阶段，又称慢性肾炎。

（1）肉眼观：双侧肾对称性萎缩，变小，颜色苍白，质地变硬，表面呈弥漫性颗粒状，称为颗粒性固缩肾。

（2）镜下观：病变呈弥漫性分布，大量肾小球纤维化及玻璃样变，所属肾小管萎缩，纤维化或消失；间质纤维组织增生及纤维化，使局部肾小球相互靠近，并有多量淋巴细胞及浆细胞浸润。

（樊燕燕　官月珍）

第8章　传　染　病

一、名词解释

1. 肺原发综合征：肺的原发灶、淋巴管炎和肺门淋巴结结核三者合称为原发综合征。

2. 结核球：又称结核瘤，是孤立的有纤维包裹、境界分明的球形干酪样坏死灶，直径2～5cm。

3. 伤寒肉芽肿：吞噬有伤寒杆菌、受损的淋巴细胞、红细胞及坏死细胞碎屑的细胞，为伤寒细胞。伤寒细胞常聚集成团，形成小结节，称为伤寒肉芽肿或伤寒小结，是伤寒的特征性病变，具有病理诊断价值。

4. 假膜：急性细菌性痢疾时，黏膜上皮坏死脱落（形成表浅糜烂），同时大量纤维素渗出，渗出的大量纤维素、坏死脱落的黏膜上皮、炎细胞、红细胞和细菌混杂在一起形成特征性的假膜。

5. 神经细胞卫星现象：流行性乙型脑炎时，变形坏死的神经细胞周围常有增生的少突胶质细胞环绕，称为神经细胞卫星现象。

6. 嗜神经细胞现象：流行性乙型脑炎时，小胶质细胞和中性粒细胞侵入变性坏死的神经细胞内，称为嗜神经细胞现象。

7. 筛网状软化灶：流行性乙型脑炎时，局灶性神经组织坏死后、溶解液化形成染色较浅、质地疏松、边界清楚的筛网状病灶，称筛网状软化灶。

二、填空题

1. 有病原体　有传染性　流行性
2. 传染源　传播途径　易感人群
3. 结核杆菌　肺　结核结节　干酪样坏死
4. 原发性肺结核　继发性肺结核
5. 伤寒杆菌　回肠淋巴组织
6. 急性化脓性　急性变质性

三、选择题

A 型题

1. B 2. E 3. C 4. D 5. D 6. A

X 型题

1. ABCDE 2. ACD 3. ABCE 4. ACE
5. ABCDE

四、判断题

1. √ 2. × 3. × 4. √ 5. √ 6. × 7. √
8. √ 9. × 10. ×

五、简答题

1. 简述结核病的转归。

答：（1）转向愈复：主要表现为病变的吸收消散、纤维化、纤维包裹和钙化。

1）吸收消散：为渗出性病变的主要愈合方式。渗出物逐渐通过淋巴道吸收，病灶缩小或完全吸收消散。较小的干酪样坏死灶和增生性病变如治疗得当也可被吸收。

2）纤维化、纤维包裹及钙化：增生性病变和小的干酪样坏死灶，可逐渐纤维化，最后形成瘢痕而愈合，较大的干酪样坏死灶难以全部纤维化，则由其周边纤维组织增生将坏死物包裹，继而坏死物逐渐干燥浓缩，并有钙盐沉着称为钙化。

（2）转向恶化：主要表现为病灶扩大和溶解播散。

1）浸润进展：当疾病恶化时，病灶周围出现渗出性病变，范围不断扩大，并继发干酪样坏死。

2）溶解播散：病情恶化时，干酪样坏死物可发生液化，形成的半流体物质可经体内的自然管道（如支气管、输尿管等）排出，致局部形成空洞。空洞内液化的干酪样坏死物中含有大量结核杆菌，可通过自然管道播散到其他部位，形成新的结核病灶。此外，结核杆菌还可循血道、淋巴道播散至全身各处。

2. 列表简述原发性肺结核与继发性肺结核的区别。

答：原发性肺结核与继发性肺结核比较见下表：

鉴别要点	原发性肺结核	继发性肺结核
结核杆菌感染	初次	再次
发病人群	儿童	成人
对结核杆菌的免疫力或过敏性	无	有
病理特征	原发综合征	病变多样，新旧病灶复杂，较局限
起始病灶	上叶下部、下叶上部近胸膜处	肺尖部
主要播散途径	淋巴道或血道	支气管
病程	短，大多自愈	长，需治疗

3. 简述伤寒发生在肠时肠的病变特点。

答：（1）髓样肿胀期：发病第1周。病变以集合淋巴小结肿胀最为典型。肉眼观察肠壁充血水肿，淋巴组织增生肿胀，突出于黏膜表面，呈圆形或椭圆形，灰红质软，表面凹凸不平，状似脑回，称为髓样肿胀期。镜下观察病灶内伤寒细胞增生形成伤寒肉芽肿，周围组织充血水肿伴淋巴细胞、浆细胞浸润。

（2）坏死期：发病第2周。肉眼观察肿胀的淋巴组织及其表面的黏膜发生坏死失去正常光泽，色呈灰黄或被胆汁染成黄绿色。镜下观察坏死组织呈一片无结构的红染物质，周围和底部可见典型的伤寒肉芽肿。

（3）溃疡期：发病第3周。坏死组织逐渐崩解脱落、形成溃疡。肉眼观察溃疡呈椭圆形或圆形，长轴与肠黏膜平行，溃疡边缘稍隆起，底部高低不平，溃疡一般深及黏膜下层，坏死严重者可深达肌层及浆膜层，甚至穿孔，如侵及小动脉，可引起严重出血。

（4）愈合期：发病第4周。溃疡面坏死组织完全脱落，底部和边缘长出肉芽组织将溃疡填平，然后由溃疡周围的黏膜再生覆盖而愈合。

4. 简述中毒性痢疾的病变特点。

答：中毒性痢疾为细菌性痢疾最严重的一种。多见于2～7岁儿童，常由毒力较低的福氏或宋氏痢疾杆菌引起。本型有以下特点：肠病变和症状常不明显，很少形成假膜和溃疡，但有严重的全身中毒症状。发病后数小时或数十小时即可出现中毒性休克或呼吸衰竭而死亡。

5. 列表简述流行性脑脊髓膜炎和乙型脑炎的区别。

答：流行性脑脊髓膜炎和乙型脑炎的比较见下表：

鉴别要点	流行性脑脊髓膜炎	流行性乙型脑炎
病原体	脑膜炎双球菌	乙型脑炎病毒
传播途径	呼吸道经飞沫传播	以蚊虫为媒介经血传播
流行季节	冬春季节	夏秋季节
病变性质	化脓性炎	变质性炎
病变部位	脑脊髓膜	脑脊髓实质
临床表现	颅内压增高及脑膜刺激征	嗜睡，昏迷
脑脊液检查	压力升高，混浊，细胞数明显升高，以中性粒细胞为主，可为脓性	透明或微混浊，细胞数轻度升高，以淋巴细胞为主

（马向东　徐晓艳）

第9章　水电解质紊乱

一、名词解释

1. 脱水：脱水是指体液容量的明显减少。
2. 高渗性脱水：是失水多于失钠、以失水为主的脱水，血钠浓度大于150mmol/L，血浆渗透压大于310mmol/L。
3. 等渗性脱水：水与钠呈等比例的丢失，血钠浓度130～150mmol/L，血浆渗透压280～310mmol/L。
4. 低渗性脱水：失钠多于失水、以失钠为主的脱水，血钠浓度小于130mmol/L，血浆渗透压小于280mmol/L。
5. 高钾血症：血清钾浓度高于5.5mmol/L。
6. 低钾血症：血清钾浓度低于3.5mmol/L。

7. 脱水热：严重脱水时，汗腺分泌减少，散热减少，体温上升。

二、填空题

1. 碱性尿　酸性尿
2. 饮水不足　失水过多
3. 高　转移
4. 心搏骤停　骨骼肌无力
5. 小于130mmol/L　小于280mmol/L
6. 大于150mmol/L　大于310mmol/L
7. 肾性失钠　肾外性失钠
8. 严重呕吐　大量放胸、腹水　麻痹性肠梗阻
9. 130～150mmol/L　280～310mmol/L
10. 3.5～5.5mmol/L

三、选择题

A型题

1. D　2. D　3. B　4. C　5. D　6. D　7. E　8. B
9. E　10. A　11. A　12. A　13. A　14. A　15. A
16. D　17. B　18. A　19. A　20. A　21. A　22. B
23. A　24. A　25. A

X型题

1. ABDE　2. ABCE　3. ABCD　4. ABCDE
5. ABCD

四、判断题

1. ×　2. √　3. √　4. √　5. √　6. √　7. ×
8. √　9. √　10. ×

五、简答题

1. 列表比较高钾血症和低钾血症。

答：见下表：

比较项目	低钾血症	高钾血症
原因	钾摄入不足，丢失过多，钾向细胞内转移	肾排钾减少、钾输入过多，细胞内钾释出过多
血清钾浓度	<3.5mmol/L	>5.5mmol/L
对机体影响	①神经肌肉兴奋性降低，全身肌无力，呼吸肌麻痹；②心律失常，心电图呈T波低平，出现U波，ST段下降	心律失常，心电图呈T波高尖，QRS波增宽；严重时心室纤颤、心搏骤停
酸碱平衡的影响	低钾性碱中毒	高钾性酸中毒

2. 三种类型脱水的比较

答：见下表：

比较项目	高渗性脱水	低渗性脱水	等渗性脱水
特征	失水多于失钠	失钠多于失水	水、钠等比例丢失
失水部位	细胞内液为主	细胞外液为主	细胞外液为主
血钠浓度	>150mmol/L	<130mmol/L	130～150mmol/L
血浆渗透压	>310mmol/L	<280mmol/L	280～310mmol/L
临床主要表现	口渴、脱水热、尿少、尿比重高、中枢神经系统功能紊乱	眼窝凹陷、皮肤弹性降低、血压下降等	严重时血压下降（可兼有高渗性和低渗性脱水的临床表现）
补液原则	补水为主	补钠为主	补水补钠

3. 试述高钾血症的原因。

答：（1）钾排出减少：①急性或慢性肾衰竭引起少尿或无尿；②大量长期应用保钾性利尿药，如螺内酯、氨苯喋啶的使用。

（2）钾输入过多：静脉输入钾盐过多、过快，或输入大量库存过久的血液，均可引起高钾血症。

（3）细胞内钾释出过多：①酸中毒，细胞外液H^+增多，向细胞内转移，细胞内K^+移向细胞外；②大量溶血和组织坏死、创伤及缺氧，细胞内的K^+释放过多，若同时伴有肾功能障碍，出现少尿、无尿时，更易引起高钾血症；③高钾血症型周期性麻痹症。

4. 试述低钾血症的原因。

答：（1）钾摄入不足：见于长期不能进食的患者，如手术后禁食、昏迷、消化道梗阻等。

（2）钾的丢失过多：①经消化道丢失；②经肾丢失，常见于长期或过多使用排钾利尿药，使K^+丢失过多；③经皮肤丢失，如大量出汗。

（3）钾向细胞内转移：钾从细胞外向细胞内转移，可引起低钾血症，但机体的总钾量并未减少。主要见于：①碱中毒，细胞外液H^+减少，细胞内H^+释出补充，细胞外K^+进入细胞内；②糖原合成增加，

如应用大剂量胰岛素治疗糖尿病酮症酸中毒时，血K^+随葡萄糖大量进入细胞内，以合成糖原；③家族性周期性麻痹症。

5. 试述补钾的原则。

答：补钾的原则：①尽量让患者进食或口服补钾；②见尿补钾，每日尿量＞500ml时才可以静脉补钾；③补钾速度严格控制，一般控制在每小时10mmol/L为宜；④补钾过程中需密切观察病情变化或用心电图监护。

（官月珍）

第10章 水　　肿

一、名词解释

1. 水肿：过多的液体在组织间隙或体腔中积聚。

2. 积水：过多的液体在体腔中积聚。

3. 脑水肿：过多液体在脑组织中积聚，使脑体积、重量增加，则为脑水肿。

4. 心源性水肿：右心衰竭引起的全身性水肿。

5. 肾性水肿：肾原发性疾病过程中发生的水肿。

6. 肝性水肿：严重的肝疾病引起的水肿。

7. 肺水肿：肺组织有过多的液体积聚。

8. 脑肿胀：一般将脑组织内的液体的积聚称为脑肿胀。

二、填空题

1. 心源性水肿　肝性水肿　肾性水肿

2. 血管源性脑水肿　细胞中毒性脑水肿　间质性脑水肿

3. 静脉压增高/充血性心力衰竭　血浆白蛋白含量降低

4. 广泛的肾小球病变　有效循环血量下降

5. 血浆胶体渗透压下降　肾小球滤过率降低

6. 腹水　下肢　眼睑

7. 静脉回流受阻　心排血量减少，有效循环血量不足

8. 全身性水肿　局部性水肿

9. 白蛋白合成障碍

10. 淋巴回流受阻

三、选择题

A 型题

1. E 2. B 3. C 4. A 5. D 6. E 7. C 8. D
9. D 10. C 11. A 12. A 13. A 14. B 15. B
16. C 17. D 18. E 19. C 20. D 21. B 22. A
23. B 24. D 25. C

X 型题

1. ABCDE 2. ABCD 3. BDE 4. ACE 5. ABCE
6. ABC 7. ABDE 8. BCD 9. ABD

四、判断题

1. × 2. √ 3. × 4. × 5. × 6. √ 7. √
8. × 9. √ 10. √

五、简答题

1. 简述全身性水肿的类型及机制。

答：（1）心源性水肿：静脉回流受阻和心排血量减少，有效循环血量不足。

（2）肾性水肿：急性肾小球肾炎和肾病综合征。

（3）肝性水肿：门静脉流体静压增高，使胃肠静脉血液回流受阻而淤血，使毛细血管内压增高。血浆胶体渗透压降低；肝对醛固酮、抗利尿激素等的灭活作用降低；淋巴回流受阻。

2. 简述血管内外液体交换失平衡的原因和机制。

答：血管内外液体交换失平衡是指组织液的生成大于组织液的回流，使过多的液体在组织间隙或体腔中积聚，发生因素有：①毛细血管流体静压增高，见于心力衰竭、静脉血栓等；②血浆胶体渗透压下降，见于血浆白蛋白减少；③微血管壁通透性增加，见于各种炎症、感染烧伤等；④淋巴回流受阻，见于淋巴管受压或阻塞，如肿瘤、丝虫病等。

3. 简述水肿时引起体内、外液体交换失平衡的机制。

答：主要与肾调节功能紊乱有关。机制如下：

（1）肾小球滤过率下降：广泛的肾小球病变致肾球滤过面积明显减少和有效循环血量明显减少致肾血流量减少。

（2）肾小管重吸收增加：①肾血流重新分布；②醛固酮增加；③抗利尿激素增加；④心房利钠肽分泌减少；⑤肾小球滤过分数增加。

4. 简述血浆胶体渗透压降低的原因及引起水肿的机制。

答：白蛋白主要维持血浆胶体渗透压，所以白蛋白合成减少或丢失增加，血浆胶体渗透压下降，组织液是生成增加引起水肿。白蛋白降低因素有很多，例如肝硬化时蛋白质合成障碍；慢性消耗性疾病如结核、肿瘤时蛋白质分解增强；此外蛋白质丢失过多，常见于肾病综合征时大量蛋白质随尿流出。血浆胶体渗透压降低可引起血浆容量减少，肾灌注量相对减少，出现继发性醛固酮增多症引起钠水潴留，但由于血浆白蛋白含量没有增加，血容量没有恢复，导致水肿加重。

5. 简述水肿对机体的影响。

答：水肿对机体的影响主要取决于发生的部位、程度、发展速度以及持续的时间。如果水肿发生于非生命重要器官，即使分布范围较广，可无严重后果。例如肢体水肿对机体并无太大妨碍。相反，若水肿发生于要害部位或生命重要器官，即使范围不大，也可带来致命的后果，如咽喉部的急性水肿，可引起气道阻塞甚至窒息致死；脑水肿可引起颅内高压，严重时可致脑疝形成。

（樊燕燕）

第 11 章 酸碱平衡紊乱

一、名词解释

1. 阴离子间隙（AG）：是指血浆中未测定的阴离子（UA）与未测定的阳离子（UC）的差值。

2. 代谢性酸中毒：是指由于血浆 HCO_3^- 浓度的原发性减少而导致 pH 下降。

3. AG 正常型代谢性酸中毒：是指当血浆中 HCO_3^- 浓度降低，同时伴有 Cl^- 浓度代偿性升高时的代谢性酸中毒。

4. 呼吸性酸中毒：是指原发性 $PaCO_2$（或血浆中 H_2CO_3）升高而导致 pH 下降。

5. 代谢性碱中毒：是指原发性 HCO_3^- 增多而导致 pH 升高。

6. 呼吸性碱中毒：是指血浆中 H_2CO_3 浓度或 $PaCO_2$ 原发性减少，而导致 pH 升高。

7. 混合型酸碱平衡紊乱：是指同时存在两种或两种以上原发性酸碱平衡紊乱。

二、填空题

1. 重吸收 HCO_3^-　泌 H^+　泌氨
2. 呼吸性碱中毒　代谢性酸中毒
3. 细胞内外离子交换　细胞内缓冲
4. 左　扩张
5. HCO_3^-　降低　降低　负值
6. 高渗　代谢性碱　降低
7. 细胞外 H^+ 与细胞内 K^+ 交换　肾小管排氢增加　排钾减少
8. CO_2 为脂溶性气体　CO_2 可直接扩张脑血管
9. 细胞内外离子交换和细胞内缓冲、肾的调节
10. 高　低

三、选择题

A 型题

1. B　2. B　3. E　4. A　5. C　6. C　7. E　8. B
9. D　10. B　11. A　12. E　13. C　14. C　15. A
16. B　17. E　18. B　19. B　20. C　21. D　22. B
23. C　24. C　25. C　26. A　27. B　28. E　29. A
30. D　31. D　32. C　33. E　34. B　35. B

X 型题

1. ABCDE　2. AC　3. BCDE　4. ABDE　5. ABC　6. ACDE　7. BCD　8. ABCDE　9. ABDE　10. ABCE

四、判断题

1. ×　2. √　3. ×　4. ×　5. ×　6. ×　7. ×
8. ×　9. √　10. √　11. ×

五、简答题

1. 代谢性酸中毒时中枢神经系统功能有何改变？其机制是什么？

答：代谢性酸中毒主要表现为中枢抑制，严重时出现嗜睡、昏迷。发生机制与下列因素有关：①当 pH 降低时，谷氨酸脱羧酶活性增强，使抑制性神经介质 γ-氨基丁酸生成增多，引起中枢抑制；②酸中毒还影响氧化磷酸化，导致 ATP 生成减少，脑组织能量供应不足。

2. 代谢性酸中毒、代谢性碱中毒对钾代谢有何影响并说明其机制？

答：代谢性酸中毒时易引起高钾血症，代谢性碱中毒时易发生低钾血症。代谢性酸中毒时，血浆中 H^+ 增加，H^+ 进入细胞，为保持电中性，K^+ 从细胞内移出，血浆 K^+ 浓度升高。同时，代谢性酸中毒时，肾代偿性排 H^+ 增加，使排 K^+ 减少，K^+ 在体内潴留，引起高钾血症。而代谢性碱中毒时，细胞内的 H^+ 移至细胞外，而细胞外 K^+ 进入细胞内增多；同时肾小管上皮细胞泌 H^+ 减少，泌 K^+ 增多，发生低钾血症。

3. 根据 AG 的改变可将代谢性酸中毒分为几种类型？每种类型的原因及其机制是什么？

答：根据 AG 是否增大可分为两大类：AG 增高型代谢性酸中毒和 AG 正常型代谢性酸中毒。

（1）AG 增高型代谢性酸中毒：见于乳酸酸中毒、酮症酸中毒、磷酸和硫酸排泄障碍在体内蓄积和水杨酸中毒等。此型酸中毒的特点是 AG 值增高，而血氯正常。发生机制是除含氯以外的固定酸产生过多，或肾排 H^+ 障碍而导致血浆中固定酸增多，消耗了 HCO_3^-，而血氯无明显变化。这部分酸根属未测定的阴离子，所以 AG 值增高，而血氯正常，又称为正常血氯性代谢性酸中毒。

（2）AG 正常型代谢性酸中毒：见于消化道直接丢失 HCO_3^-；轻度或中度肾衰竭，泌 H^+ 减少；肾小管性酸中毒 HCO_3^- 重吸收减少或泌 H^+ 障碍；使用碳酸酐酶抑制药及含氯的酸性盐摄入过多的情况。此型酸中毒的特点是 AG 正常，而血氯增高。因没有固定酸蓄积，当 HCO_3^- 浓度降低，则伴有 Cl^- 浓度代偿性升高，呈 AG 正常型代谢性酸中毒，又称为高血氯性代谢性酸中毒。

4. 代谢性酸中毒时心血管系统功能有何改变？其机制是什么？

答：（1）心律失常：主要与继发性高血钾有关。因 H^+ 升高后，进入细胞内增加，使 K^+ 逸出。另外肾小管上皮细胞因含 H^+ 增多而致泌 H^+ 增多，使排 K^+ 减少。重度高钾血症时由于严重的传导阻滞和心肌兴奋性消失，可造成致死性心律失常和心跳停止。

（2）心肌收缩力减弱：酸中毒时，肾上腺髓质释放肾上腺素对心脏具有正性肌力作用，但严重酸中毒又可阻断肾上腺素对心脏的作用而引起心肌收缩力

减弱。在 pH7.40～7.20 时，上述两种相反的作用几乎相等，心肌收缩力变化不大；pH 小于 7.20 时，则因肾上腺素的作用被阻断而使心肌收缩力减弱。酸中毒减弱心肌收缩力的机制：①H^+ 可竞争性抑制 Ca^{2+} 与肌钙蛋白结合亚单位结合，影响兴奋 - 收缩偶联；②H^+ 可影响 Ca^{2+} 内流；③H^+ 可影响心肌细胞肌浆网释放 Ca^{2+}。

（3）血管系统对儿茶酚胺反应性降低：尤其以毛细血管前括约肌最明显，使血管容量不断扩大，回心血量减少，血压下降。

5. 为什么急性呼吸性酸中毒患者中枢神经系统功能紊乱较代谢性酸中毒患者更明显？

答：急性呼吸性酸中毒时 $PaCO_2$ 明显增高可导致以下后果：

（1）中枢酸中毒更明显：CO_2 为脂溶性的，可迅速通过血脑屏障，使脑内 H_2CO_3 的含量也明显增高。血液中的 CO_2 主要靠红细胞中的血红蛋白缓冲物缓冲，结果可使 H_2CO_3 有所减少，HCO_3^- 代偿性增加。HCO_3^- 为水溶性成分，通过血脑屏障极为缓慢，且脑脊液中无红细胞，对 CO_2 的缓冲能力很低，HCO_3^- 代偿性升高需较长时间。因此，脑脊液 pH 的降低较血浆 pH 的降低更明显。

（2）脑血管扩张：CO_2 潴留可使脑血管扩张，脑血流增加，引起颅内压和脑脊液增高。而且当通气障碍时引起 CO_2 潴留的同时，O_2 的摄入也减少，伴有明显的缺氧，故急性呼吸性酸中毒患者中枢神经系统的表现更为突出。

6. 剧烈呕吐易引起何种酸碱平衡紊乱？机制如何？

答：剧烈呕吐易引起代谢性碱中毒，原因如下：

（1）经消化道直接失 H^+：正常情况下，胃壁细胞向胃腔内泌 H^+ 的同时，有等量的 HCO_3^- 返回血浆中。当胃液中 H^+ 进入十二指肠后可刺激十二指肠细胞和胰腺分泌 HCO_3^- 进入肠腔，同时生成 H^+ 返回血浆中。剧烈呕吐时，因大量丢失胃液中 H^+，泌 HCO_3^- 细胞因失去刺激而减少分泌，使来自壁细胞的 HCO_3^- 得不到来自十二指肠细胞和胰腺的 H^+ 的中和，血浆 HCO_3^- 浓度增高。

（2）继发肾失 H^+：呕吐还会引起 K^+、Cl^-、体液的丢失。①失 K^+ 引起血 K^+ 下降，细胞内 K^+ 向细胞外转移，换回 H^+，结果使小管细胞内 K^+ 少 H^+ 多，肾泌 H^+ 增加；②失 Cl^- 引起低血 Cl^-，伴 Cl^- 回吸收的 Na^+ 减少，代之以 H^+-Na^+ 交换和 K^+-Na^+ 交换来增加 Na^+ 的重吸收。H^+-Na^+ 交换增加，使肾失 H^+ 增多。

（3）失液：继发醛固酮分泌增加，醛固酮不仅促进远曲小管和集合管的 K^+-Na^+ 交换，也促进 H^+-Na^+ 交换，结果肾失 H^+ 增加。上述因素引起肾失 H^+ 增加，同时 HCO_3^- 回吸收也增加，使血浆 HCO_3^- 浓度增高，引起代谢性碱中毒。

（王志慧）

第 12 章 缺 氧

一、名词解释

1. **缺氧**：是由于供氧减少或不能充分利用氧，所导致的器官、组织或细胞代谢、功能和形态结构异常变化的病理过程。

2. **低张性缺氧**：是动脉血氧分压降低，血氧含量下降，导致组织细胞供氧不足，又称为乏氧性缺氧。

3. **血液性缺氧**：由于血红蛋白质的质与量改变，使氧合血红蛋白释放氧的能力下降或血液携氧能力降低而引起的缺氧。

4. **循环性缺氧**：是由于局部或全身血液循环障碍，导致组织供血量下降引起的缺氧，又称为低动力性缺氧。

5. **组织性缺氧**：组织供氧正常，但细胞不能有效利用氧进行生物氧化而导致的缺氧称为组织性缺氧，也叫氧利用障碍性缺氧。

6. **发绀**：低张性缺氧时，当毛细血管血液内脱氧血红蛋白浓度大于 5g/dl 时，皮肤黏膜呈青紫色，称为发绀。

7. **肠源性发绀**：硝酸盐会被肠道细菌还原为亚硝酸盐，导致高铁血红蛋白血症，由于高铁血红蛋白呈棕褐色，患者皮肤黏膜呈咖啡色。这种因进食导致的高铁血红蛋白血症又称为肠源性发绀。

二、填空题

1. 动脉血氧分压下降

2. 酸中毒　CO_2增多温度升高　红细胞内2，3-DPG增加

3. 循环性缺氧　组织性缺氧　低张性（乏氧性）缺氧　血液性缺氧

4. 脱氧Hb　5g/dl　青紫　樱桃红　咖啡色　苍白

5. 心输量增加　血液重新分布　肺血管收缩　毛细血管增生

6. 血液性　血氧含量下降　血氧容量下降　SaO_2正常　PaO_2正常　动静脉氧含量差下降

三、单选题

A型题

1. D　2. E　3. C　4. A　5. B　6. D　7. C　8. A
9. E　10. C　11. B　12. C　13. D　14. A　15. C

X型题

1. AC　2. ABCDE　3. ABCE　4. ABC　5. BDE
6. ABCE　7 ABCDE　8. ACDE　9. ACDE　10. AD

四、判断题

1. ×　2. ×　3. ×　4. √　5. ×

五、简答题

1. 试述低张性缺氧的病因和发病机制。

答：（1）病因：大气性缺氧，吸入气体PO_2过低（如高原或高空，通风不良的矿井、坑道等）；外呼吸功能障碍（中枢、肺、胸廓疾病致肺通气换气障碍）、静脉血分流入动脉血。

（2）机制：PaO_2降低，使CaO_2减少，组织供氧不足。

2. 试述血液性缺氧的病因、发病机制。

答：（1）血红蛋白的含量减少：严重贫血时血液中血红蛋白量下降，使CO_2max、CaO_2减少，血液运输氧减少。

（2）CO中毒时，因CO与Hb亲和力比O_2大，血液中血红蛋白与CO结合成为碳氧血红蛋白而失去携氧的能力。

（3）血红蛋白性质改变：亚硝酸盐中毒时，血红蛋白中的二价铁被氧化成三价铁，形成高铁血红蛋白，其中三价铁与羟基牢固结合而失去携氧能力。

（4）氧与血红蛋白亲和力异常增强：库存血、Hb病。

3. 试述循环性缺氧的病因和发病机制。

答：（1）全身性循环性缺氧：如休克、心力衰竭时，血流速度缓慢，血液流经毛细血管的时间延长，单位容量血液弥散到组织的氧量增多，动静脉氧含量差增大，但此时组织血流量减少，故弥散到组织细胞的氧量减少。

（2）局部循环性缺氧：如血管栓塞使相应局部组织血流减少。

4. 试述组织性缺氧的病因和发病机制。

答：组织性缺氧是由于组织细胞利用氧障碍引起的缺氧。

（1）药物对线粒体氧化磷酸化的抑制：某些化学物质进入细胞会损伤线粒体呼吸链，使细胞利用氧障碍，如氰化物中毒。

（2）线粒体损伤：如严重缺氧、大剂量放射线照射等都可损伤细胞线粒体，抑制其生物氧化功能，影响细胞对氧的利用。

（3）呼吸酶合成减少：维生素严重缺乏时，呼吸酶合成减少，细胞生物氧化受抑制，氧的利用发生障碍。

5. 试述各型缺氧的血气变化特点。

答：

缺氧类型	PaO_2	CaO_2	CaO_2max	SaO_2
低张性缺氧	↓	↓	N或↑	↓
血液性缺氧	N	↓	↓或N	N
循环性缺氧	N	N	N	N
组织性缺氧	N	N	N	N

6. 以低张性缺氧为例，说明急性缺氧时机体的主要代偿方式。

答：急性低张性缺氧时的代偿主要是以呼吸和循环系统为主。

（1）呼吸系统：呼吸加深加快，肺通气量增加。

（2）循环系统：心率加快，心肌收缩力增强，静脉回流量增加，使心输出量增加；血液重新分布使皮肤、腹腔脏器血管收缩，肝、脾等脏器储血释放；肺血管收缩，调整通气血流比值；心脑血管扩张，血流增加。

7. 缺氧患者是否都有发绀？为什么？

答：不是所有缺氧患者都会发绀。通常低张性缺氧时，当毛细血管血液内脱氧血红蛋白浓度大于5g/dl时，才会发绀。不同缺氧原因和类型，皮肤黏膜颜

色不同,例如一氧化碳中毒时皮肤黏膜是樱桃红色,贫血时是苍白色。

(张静方)

第13章 发 热

一、名词解释

1. 发热:是指机体在致热原作用下,使体温调节中枢的调定点上移而引起的调节性体温升高。发热是多种疾病的重要病理过程和临床表现,也是疾病发生的重要信号。

2. 热型:将体温绘制在体温单上,互相连接,就构成了体温曲线。各种体温曲线的形状称为热型。

3. 稽留热:是指体温恒定的维持在39～40℃以上的高水平,达数天或数周,24小时内体温波动范围不超过1℃。常见于大叶性肺炎、斑疹伤寒、伤寒高热期等。

4. 弛张热:又称败血症热型。体温常在39℃以上,波动幅度大,24小时内波动范围超过2℃,但都在正常水平以上。常见于败血症、风湿热、重症肺结核及化脓性炎症等。

5. 间歇热:体温骤升达高峰后持续数小时,又迅速降至正常水平,无热期(间歇期)可持续1天或数天,如此高热期与无热期反复交替出现。常见于疟疾、急性肾盂肾炎等。

6. 波状热:体温逐渐上升达39℃或以上,数天后又逐渐下降至正常水平,持续数天后又逐渐升高,如此反复多次。常见于布氏杆菌病。

7. 回归热:体温急剧上升达39℃或以上,持续数天后又逐渐下降至正常水平,高热期与无热期各持续若干天后规律性的交替一次。常见于回归热、霍奇金(Hodgkin)病。

8. 不规则热:发热的体温曲线无一定规律,常见于结核病、风湿热、支气管肺炎、渗出性胸膜炎等。

9. 外致热原:包括各种病原体及其产物、炎症渗出物、无菌性坏死组织及抗原抗体复合物等,它们多为大分子物质,分子量大,不能通过血脑屏障直接作用于体温调节中枢,但可激活血液中的中性粒细胞、单核细胞、嗜酸粒细胞等,使之形成并释放内源性致热原。

10. 内致热原:可激活血液中的中性粒细胞、单核细胞、嗜酸粒细胞等,使之形成并释放内源性致热原,内源性致热原又称白细胞介素Ⅰ,它的分子量小,可通过血脑屏障,直接作用于体温调节中枢引起发热。

二、填空题

1. 感染性 非感染性
2. 大脑皮层 下丘脑的体温调节中枢
3. 36.2～37.2℃ 36.5～37.7℃ 36.0～37.0℃
4. 10～20次 3～4次
5. 39℃ 2℃
6. 39～40℃ 数日或数周 1℃
7. 内源性
8. 发热 过热
9. 内毒素

三、选择题

A型题
1. A 2. E 3. B 4. C 5. A 6. C 7. C 8. B
9. B 10. A 11. D 12. B 13. D 14. A 15. C
16. A 17. C 18. B

X型题
1. ABCDE 2. AD

四、判断题

1. √ 2. × 3. × 4. √ 5. √ 6. × 7. √
8. ×

五、简答题

1. 体温升高是否就是发热?为什么?

答:体温升高并不都是发热。体温上升只有超过0.5℃才有可能称为发热。但体温升高超过正常值0.5℃,除发热外还可见于过热和生理性体温升高。发热是指由于致热原的作用使体温调定点上移而引起的调节性体温升高;而过热是指是由于体温调节障碍导致机体产热与散热失平衡而引起的被动性的体温升高;生理性体温升高是指在生理条件下,例如月经前期或剧烈运动后出现的体温升高超过正常值0.5℃。后两种体温升高从本质上不同于发热。

2. 发热与过热有何异同?

答:发热与过热相同点:①二者均为病理性体温升

高；②体温均高于正常值 0.5℃。

发热与过热不同点：①发热是由发热激活物经内生致热原引起的体温调节中枢的体温调节定点上移，而过热是由产热、散热障碍或体温调节障碍，下丘脑体温调定点并未上移；②发热时体温升高不会超过体温调定点水平，而过热时体温升高的程度可超过体温调定点水平；③从体温升高机制来说，发热是主动性体温升高，而过热是由于体温调节障碍引起的被动性体温升高。

3. 体温上升期有哪些主要的临床特点？为什么会出现这些表现？

答：主要的临床表现是畏寒、皮肤苍白，严重者出现寒战和"鸡皮疙瘩"。由于皮肤血管收缩血流减少表现为皮肤苍白。因皮肤血流减少，皮温下降刺激冷感受器，信息传入中枢而有畏寒感觉。"鸡皮疙瘩"是经交感神经传出的冲动引起皮肤竖毛肌收缩所致。寒战是骨骼肌不随意的节律性收缩，是由寒战中枢的兴奋引起，此中枢位于下丘脑后部，靠近第三脑室壁，正常时被来自于 POAH 的热敏神经元的神经冲动所抑制，当 POAH 受冷刺激时，这种抑制被解除，随即发生寒战。

4. 试述高温持续期的体温变化及其机制。

答：当体温调节到与新的调定点水平相适应的高度，就波动于较高水平上，这段时期就称为高温持续期，称为高峰期或高热稽留期。此期患者自觉酷热，皮肤发红、干燥。患者的中心体温已达到或略高于体温调定点新水平，故下丘脑不再发出引起"冷反应"的冲动。皮肤血管有收缩转为舒张，浅层血管舒张使皮肤血流增多，因而皮肤发红，散热增加。因温度较高的血液灌注使皮温升高，热感受器将信息传入中枢而使患者有酷热感。高热时水分经皮肤蒸发较多，因而，皮肤和口舌干燥。

5. 试述体温下降期的体温变化及其机制。

答：此期机体的体温开始下降。机体经历了高温持续期后，由于激活物、EP 及发热介质的消除，体温调节中枢的调定点返回到正常水平。由于血液温度高于调定点的阈值，故热敏神经元的放电增强，使散热增加，患者皮肤血管扩张，汗腺分泌增加，由于冷敏神经元活动受抑制而使产热减少，体温开始下降，逐渐恢复到正常调定点相适应的水平。

6. 发热时机体心血管系统功能有哪些变化？

答：体温每升高 1℃，心率增加 18 次 / 分。这是血温增高刺激窦房结及交感肾上腺髓质系统的结果。心率加快可增加每分心输出量，是增加组织血液供应的代偿性效应，但对心肌劳损或有潜在性病变的患者，则因加重心肌负担而诱发心力衰竭。寒战期动脉血压可轻度上升，是外周血管收缩，阻力增加，心率加快，使心输出量增加的结果。在高峰期由于外周血管舒张，动脉血压轻度下降。但体温骤降可因大汗而失液，严重可发生失液性休克。

7. 发热时三大营养物质的代谢特点。

答：发热时机体的代谢变化：①糖的分解代谢增强；②脂肪分解代谢增强；③发热患者蛋白质的分解量可为正常的 3～4 倍；④三大物质分解代谢增强，易导致维生素缺乏；⑤在退热期应及时补充水分和适量电解质。

8. 发热的生物学意义。

答：发热是一种旨在消除致热原而促使病体康复的防御反应。同时发热是疾病的一个重要信号，其热型及其演变对病因诊断、疗效评价和预后判断都有重要的参考意义。在有些急性传染病中，一定程度的发热常表示机体有良好的反应能力；对病情严重而发热不显著的患者，常表示机体缺乏反应能力。一般认为，一定程度的体温升高能增加吞噬细胞的吞噬功能，增强肝解毒能力，而且促进机体抗体的生成。不过体温过高或发热持续时间过长，对机体是不利的，包括发生热惊厥甚至昏迷，心肌负荷加重，组织器官功能障碍，机体出现负营养平衡以及水、电解质和酸碱平衡紊乱等。

9. 发热的分期及各期的热代谢特点。

答：体温上升期，产热大于散热；体温持续期，产热与散热在较高水平上保持相对平衡；体温退热期，散热大于产热。

10. 常见的热型有哪些？

答：稽留热、弛张热、间歇热、波状热、回归热、不规则热。

（王 茜）

第14章 休 克

一、名词解释

1. 休克：是指机体在严重的失血失液、感染、创伤等强烈致病因素作用下，组织血液灌流严重不足，引起组织细胞缺血、缺氧、重要生命器官的功能、代谢障碍及结构损伤的病理过程。

2. 心源性休克：大面积心肌梗死、急性心肌炎、心脏压塞及严重的心律紊乱而引起心输出量锐减导致的休克称心源性休克。

3. 低血容量性休克：由于血量减少引起的休克，见于失血、失液或烧伤等情况。

4. 微循环：是指微动脉与微静脉之间微血管的血液循环，是循环系统最基本的结果，是血液与组织物质代谢交换的最小功能单位，这一单位主要受神经-体液调节。

5. 自身输血：当机体有效循环血量减少时，通过神经体液调节使得小静脉和肝、脾储血库收缩，减少血管床内容纳的血量以增加回心血量和维持动脉血压。

6. 自我输液：在休克初期，由于毛细血管前阻力大于毛细血管后阻力，致毛细血管静水压降低，使得组织液进入毛细血管增加以增加回心血量称为自我输液。

7. 多器官功能障碍综合征：是指在严重创伤、感染和休克时，原无器官功能障碍的患者，在短时间内同时或相继出现两个以上器官系统的功能障碍，使机体内环境的稳定必须靠临床干预才能维持的综合征。

二、填空题

1. 低血容量 疼痛 感染
2. 血容量降低 血管床容量增加 心泵功能障碍
3. 6.67kPa（50mmHg）
4. 少灌少流，灌少于流 灌而少流，灌大于流
5. 血压进行性下降 DIC 形成 形成恶性循环发生重要器官功能衰竭
6. 组织因子入血 血管内皮细胞受损
7. ATP 钠泵
8. 糖酵解加强 能量生成↓ 钠泵失灵局部酸中毒
9. AG↑ 代谢性酸中毒 组织缺血缺氧 乳酸
10. 酸性蛋白酶 中性蛋白酶
11. ↑ Na^+ Ca^{2+} K^+
12. 坏死 器质性
13. 功能性肾衰竭（肾前性肾衰竭） 器质性肾衰竭（肾性肾衰竭）
14. 低排高阻 高排低阻

三、选择题

A 型题
1. E 2. A 3. E 4. B 5. B 6. D 7. A 8. C
9. D 10. E 11. C 12. C 13. E 14. C 15. D
16. D 17. D 18. E 19. C 20. A

X 型题
1. ABD 2. DE 3. BCE 4. BCD 5. ABCD

四、判断题

1. × 2. × 3. √ 4. √ 5. √ 6. √ 7. ×
8. × 9. × 10. √ 11. × 12. √ 13. ×
14. √ 15. × 16. √ 17. × 18. √ 19. √
20. ×

五、简答题

1. 休克时胃肠道功能障碍为什么会促使休克恶化？
答：①肠道淤血水肿，消化道分泌抑制，运动减弱，有利于肠道菌繁殖；②肠黏膜糜烂，应激性溃疡；③屏障功能严重削弱，内毒素及细菌可以入血，产生内毒素血症、菌血症和败血症，内毒素血症可引起感染性休克的发生并激活巨噬细胞产生大量细胞因子，从而使休克加重。

2. 休克发生的始动环节是什么？
答：引起休克的始动环节：血容量减少；血管床容量增加；心泵功能障碍。

3. 为什么休克缺血性缺氧期又称为代偿期？
答：此期的代偿表现：①微静脉及储血库收缩"自身输血"；②组织液返流入血管"自身输液"；③血液重新分布保证心脑供应。其他有心收缩力增强，外周阻力增加，动脉血压维持正常。

4. 为什么休克淤血性缺氧期属于失代偿期？
答：此期失代偿表现：微循环血管床大量开放淤滞，造成回心血量锐减，心输出量血压进行性下降，引起交感-肾上腺髓质更加强烈兴奋；组织

灌流量更低，形成恶性循环；毛细血管后阻力大于前阻力，血浆外渗，血液浓缩；MAP < 7kPa（1kPa=7.5mmHg），心脑血管失去自我调节，心脑功能障碍。

5. 试说明休克与 DIC 相互关系。

答：休克→DIC：因血液浓缩，纤维蛋白原↑而高凝，血流慢，酸中毒，外源、内源凝血系统激活；DIC→休克：因微血栓阻塞，FDP↑而血管通透性↑出血，回心血量减少。

6. 试述休克缺血性缺氧期患者的典型临床表现及其微循环变化的特点。

答：（1）临床表现：面色苍白，四肢冰冷，出冷汗，脉搏细速，脉压减少，尿少，烦躁不安，血压下降也可正常。

（2）微循环特点：微循环痉挛；少灌少流，灌少于流，A-V 短路开放。

7. 试述休克淤血性缺氧期患者的典型临床表现及其微循环变化的特点。

答：（1）临床表现：血压进行性下降，心搏无力，心音低钝；神志淡漠，可进入昏迷；少尿；脉细速，静脉塌陷；皮肤可出现发绀、花斑。

（2）微循环特点：微循环淤滞、泥化；灌而少流，灌大于流。

8. 简述休克的过程分期及各期的微循环变化特点。

答：包括休克早期、休克期、休克晚期。

（1）休克早期微循环变化特点：即微循环缺血期。主要是微动脉、后微动脉和毛细血管前括约肌（毛细血管前阻力血管）明显收缩，而微静脉和小静脉对儿茶酚胺敏感性较低，收缩不明显，使毛细血管前阻力增加，真毛细血管关闭、真毛细血管网血流减少，血液由直捷通路和动—静脉吻合支回流，使组织灌流减少，故称微循环缺血缺氧期。此期微循环灌流特点：少灌少流，灌少于流，组织缺血缺氧。

（2）休克期微循环变化特点：即微循环淤血期。微动脉、后微动脉和毛细血管前括约肌（毛细血管前阻力血管）舒张，血液通过舒张的毛细血管前括约肌大量进入真毛细血管网。毛细血管后阻力大于前阻力。此期微循环灌流特点是：多灌少流，灌大于流，组织淤血性缺氧。

（3）休克晚期微循环变化特点：即微循环衰竭期：微循环严重淤滞，微血管平滑肌麻痹，对血管活性物质失去反应，微血管舒张，微循环血流停止，不灌不流，组织得不到足够的氧和营养物质。随着缺氧和酸中毒的加重，可诱发弥散性血管内凝血。

（王 茜）

第15章 重要器官衰竭

一、名词解释

1. 呼吸衰竭：由于外呼吸功能严重障碍，使动脉血氧分压低于正常范围，伴或不伴有二氧化碳分压升高的病理过程。

2. 真性分流：病变肺泡完全失去通气功能但仍有血流，使流经的血液完全未经气体交换而掺入动脉血内，类似于解剖分流，如肺实变或肺不张等。

3. 功能性分流：病变部分肺泡通气/血流比例显著降低，使流经这部分肺泡的静脉血未经充分动脉化便掺入到动脉血内，类似于动静脉短路。

4. 死腔样通气：病变部分肺泡血流减少，通气/血流比例显著大于正常，这样肺泡的通气不能被充分利用。

5. 心力衰竭：在各种致病因素的作用下心脏的收缩和（或）舒张功能发生障碍，即心泵功能减弱，使心输出量绝对或相对下降，以至不能满足机体代谢需要的病理生理过程或综合征。

6. 端坐呼吸：心力衰竭患者平卧可加重呼吸困难而被迫采取端坐或半卧体位以减轻呼吸困难的状态。

7. 夜间阵发性呼吸困难：患者夜间入睡后因突感气闷被惊醒，在端坐咳喘后缓解，是左心衰竭的典型表现。

8. 肝性脑病：由于严重肝病发生肝功能不全时出现的一系列精神神经综合征。

9. 假性神经递质：肝性脑病患者体内产生的生物胺，如苯乙醇胺和羟苯乙醇胺，其化学结构与正常递质——多巴胺和去甲肾上腺素极为相似,但其生物学效应却较弱。

10. 肾功能不全:当各种病因引起肾功能严重障碍时,会出现多种代谢产物、药物和毒物在体内蓄积,水、电解质和酸碱平衡紊乱,以及肾内分泌功能障碍的临床表现的病理过程。

11. 氮质血症:血中尿素、肌酐、尿酸等非蛋白氮(NPN)含量显著升高。

12. 尿毒症:急、慢性肾衰竭的最严重阶段,除水电解质、酸碱平衡紊乱和肾内分泌功能失调外,还出现代谢产物和内源性毒性物质蓄积而引起的一系列自身中毒症状。

二、填空题

1. 弥散障碍　通气/血流比例失调

2. 肺泡气二氧化碳分压

3. 混合型酸碱失衡

4. 生理性通气/血流比例失调　肺内分流

5. 肺泡膜面积减少　肺泡膜厚度增加

6. 肺循环充血　体循环淤血　心输出量不足

7. 血流重分布　增加血容量　红细胞增多　组织细胞利用氧的能力增强

8. 钙离子复位延缓　肌球-肌动蛋白复合体解离障碍　心室顺应性降低

9. 原发性心肌舒缩功能障碍　心脏负荷加重

10. 氨中毒学说　假性神经递质学说　GABA学说　血浆氨基酸失衡学说

11. 化学结构　生理效应

12. 抑制

13. 肾血流减少　原尿漏出　肾小管阻塞

14. 肾前性肾衰竭　肾性肾衰竭　肾后性肾衰竭

15. 水中毒　氮质血症　高钾血症　代谢性酸中毒

三、选择题

A 型题

1. C　2. D　3. D　4. A　5. A　6. A　7. A　8. D
9. A　10. A　11. E　12. C　13. D　14. D　15. D
16. C　17. A　18. B　19. E　20. E　21. B　22. C
23. D　24. E

X 型题

1. ABCD　2. AE　3. ABD　4. CDE　5. ACD
6. ACD　7. ABDE　8. ACE　9. ABDE　10. BCE
11. ABCDE　12. ACD　13. AB　14. ACD
15. ABC　16. ACE

四、简答题

1. 试述肺泡通气/血流比例失调的表现形式及其病理生理意义。

答:①肺泡通气/血流比例大于0.8,可形成死腔样通气,常见于肺动脉栓塞、肺内DIC、肺血管收缩肺毛细血管床大量破坏;②肺泡通气/血流比例小于0.8,形成功能性分流,即静脉血掺杂,常见于慢性阻塞性肺病患者(COPD)。

　　以上两种形式的通气/血流比例失调都会导致血氧分压和血氧饱和度降低,为呼吸衰竭的主要发病机制。

2. 试述夜间阵发性呼吸困难的发生机制。

答:心力衰竭患者夜间入睡后因突感气闷被惊醒,在端坐咳嗽后缓解,入睡后自然滑向卧位,患者呼吸困难又发生,如此反复发作,称夜间阵发性呼吸困难。其发生机制:①端坐呼吸的患者入睡后往往滑向平卧位,因而下半身静脉血回流增多,且在白天因重力关系积聚在下垂部位组织间隙中的水肿液吸收入血增多,使肺淤血、水肿加重;加上膈肌上移,肺活量减少,发生呼吸困难。②入睡后迷走神经兴奋性相对增高,使支气管收缩,通气道阻力增大;③入睡后中枢神经系统处于抑制状态,神经反射的敏感性降低,只有当肺淤血比较严重、PaO_2降到一定水平时,才足以刺激呼吸中枢,使患者突感呼吸困难而被憋醒。

3. 中央气道阻塞产生何种呼吸困难?为什么?

答:中央性呼吸道阻塞为气管分叉处以上的呼吸道阻塞,阻塞若位于胸外部位,吸气时气体流经病灶狭窄处引起压力降低,使呼吸道内压明显低于大气压。导致呼吸道狭窄加重,产生吸气性呼吸困难;阻塞若位于胸内部位,呼气时由于胸膜腔内压升高而压迫气道,使呼吸道狭窄加重,表现为呼气性呼吸困难。

4. 试述心力衰竭的发病机制。

答:(1)心肌收缩力下降:①收缩相关蛋白破坏(形式为坏死、凋亡);②能量代谢紊乱(包括能量生成障碍和利用障碍）；③兴奋-收缩耦联障碍（包括肌浆网对 Ca^{2+} 摄取、储存、释放障碍，胞外 Ca^{2+} 内流障碍和肌钙蛋白与 Ca^{2+} 结合障碍）

（2）心室舒功能异常（包括 Ca^{2+} 复位延缓，肌球-肌动蛋白复合体解离障碍，心室舒张势能减少）。

5. 简述心力衰竭时心脏的代偿反应。

答：①心率加快；②心脏扩大（紧张源性扩张，肌源性扩张）；③心肌肥大（向心性肥大、离心性肥大）。

6. 何为端坐呼吸？其发生机制如何？

答：心力衰竭患者平卧可加重呼吸困难而被迫采取端坐或半卧体位以减轻呼吸困难的状态称为端坐呼吸。

发生机制：平卧位时下半身静脉血液回流量增加，加重肺淤血水肿；端坐时膈肌下移，胸腔容积增大，肺活量增加，平卧位时身体下半部水肿液吸收入血增多，加重肺淤血肺水肿。

7. 论述氨中毒学说。

答：（1）肝性脑病患者血氨升高的机制

1）血氨生成过多：①肝硬化致门静脉高压，使肠黏膜淤血，引起消化吸收不良及蠕动减慢，细菌大量繁殖，氨生成过多；②肝硬化患者常有上消化道出血，血中蛋白质在肠道细菌的作用下产氨；③肝硬化患者常合并肝肾综合症，肾排泄尿素减少，大量尿素弥散至胃肠道而使肠道产氨增加；④肝性脑病的患者，早期躁动不安，肌肉活动增强，产氨增加。

2）血氨清除不足：①肝功能严重受损时，由于代谢障碍使 ATP 供给不足，加上肝内酶系统遭到破坏，导致鸟氨酸循环障碍，使尿素合成减少而使氨清除不足；②慢性肝硬化时，形成肝内和门-体侧支循环，使来自肠道的血液绕过肝，直接进入体循环，也使氨清除不足。

（2）血氨升高引起肝性脑病的机制

1）干扰脑的能量代谢：①氨可抑制脑组织中的丙酮酸脱羧酶的活性，使乙酰辅酶 A 生成减少，导致柠檬酸生成减少，三羧酸循环运转受阻，ATP 合成减少；②氨与 α-酮戊二酸合成谷氨酸的过程中，使三羧酸循环中的 α-酮戊二酸减少而 ATP 合成减少；③同时消耗了大量还原型辅酶 I（NADH），导致呼吸链的递氢受阻，影响高能磷酸键的产生；

④氨与谷氨酸合成谷氨酰胺的过程中，消耗了大量的 ATP，更加重了能量供应不足。

2）影响神经递质的产生和互相平衡：①乙酰辅酶 A 生成减少，致兴奋性递质乙酰胆碱减少；②氨抑制谷氨酸脱羧酶和 γ-氨基丁酸转氨酶活性，致抑制性递质 γ-氨基丁酸增加；③脑氨增多使脑内兴奋性递质谷氨酸和天冬氨酸减少，抑制性递质谷氨酰胺增多。

3）干扰神经细胞膜的功能及其电活动：干扰神经细胞膜 Na^+-K^+-ATP 酶的活性，影响 Na^+ 和 K^+ 在神经细胞膜内外的正常分布，使神经的兴奋和传导过程受到干扰。

8. 简述肝性脑病假性神经递质学说。

答：肝功能不全时，由于肝解毒功能降低，或经侧支循环，使芳香族氨基酸如苯丙氨酸及酪氨酸形成的苯乙胺和酪胺在血中积聚，随体循环进入脑组织，在脑细胞内经 β-羟化酶的作用形成苯乙醇胺和对羟苯乙醇胺（鳟胺）。它们在结构上与正常递质去甲肾上腺素和多巴胺很相似，能竞争性取代正常神经递质而被脑干网状结构儿苯酚胺能神经元所摄取、贮存，释放。因其作用远不如正常递质强，不能产生正常的效应。致使脑干网状结构不能维持觉醒状态，导致昏迷。

9. 急性肾衰竭少尿期最常见致死原因是什么？其发生机制是什么？

答：急性肾衰竭少尿期最常见致死原因是高钾血症，其发生原因：①尿量减少，使钾排出减少；②组织损伤和分解代谢增强，钾大量释放到细胞外液；③酸中毒时，细胞内钾离子外逸；④低钠血症，使远曲小管的钾钠交换减少；⑤输入库存血或食入含钾量高的食物或药物等。

（王 茜）

第 16 章　弥散性血管内凝血

一、名词解释

1. DIC：是指在某些致病因子作用下，凝血因子或血小板被激活而引起的一个经凝血功能障碍为主要特征的病理过程。
2. 微血管病性溶血性贫血：DIC 时因微血管发生病变而导致红细胞破裂引起的贫血称为微血管病性溶血性贫血。
3. 裂体细胞：DIC 时，外周血涂片中可见一些变形红细胞，称为裂体细胞。外形呈盔形、星形、新月形、不规则形等。

二、填空题
1. 高凝期　消耗性低凝期　继发性纤维蛋白溶解期
2. 皮肤　肺　脑
3. 出血　休克　贫血　器官功能衰竭

三、选择题
A 型题
1. A　2. B　3. D　4. C　5. E
X 型题
1. ABCE　2. ABCDE　3. ABCD　4. ABDE

四、判断题
1. ×　2. √　3. √　4. ×　5. √

五、简答题
1. 简述 DIC 的发生机制与诱因。
答：（1）发生机制
1）组织损伤：组织损伤时可释放凝血因子入血，通过激活凝血因子Ⅶ而启动外源性凝血系统导致 DIC。
2）血管内皮细胞广泛损伤：血管内皮细胞的损伤，释放组织因子，启动外源性凝血系统；而且血管内皮细胞损伤，胶原纤维暴露，可使凝血因子Ⅻ被激活形成Ⅻa，启动内源性凝血系统，同时也激活激肽系统、补体系统和纤溶系统。激肽系统对凝血过程有强化作用。这些作用共同导致 DIC 的发生。
3）血细胞损伤，红细胞大量破坏和血小板的激活：红细胞破坏时会导致 ADP 大量释放，ADP 可促进血小板产生黏附、聚集和释放反应，加速凝血过程。白细胞的破坏白细胞大量破坏，会释放大量组织因子，启动外源性凝血系统。
4）促凝物质进入血液：促凝物质入血可使血液凝固性增强从而引起 DIC 的发生。
（2）诱因：①单核吞噬细胞系统功能降低；②肝功能障碍；③血液的高凝状态；④微循环障碍。

2. 简述 DIC 时出血的机制。
答：（1）凝血物质被消耗：在 DIC 的发生、发展过程中，大量血小板和凝血因子被消耗，使血液进入低凝状态。
（2）继发性纤溶系统功能亢进：凝血过程中产生的凝血酶可激活纤溶系统，使纤维蛋白（原）降解加快，导致凝血过程障碍而引起出血。
（3）纤维蛋白降解产物的形成：FDP 有强大的抗凝作用，是 DIC 患者发生出血的重要因素。

3. 简述 DIC 时休克的机制。
答：（1）广泛微血栓形成，阻塞了微循环的通路，使回心血量减少。
（2）出血可引起血容量减少，血压下降。
（3）冠状动脉内 DIC 形成，可引起心肌损伤，心输出量减少。
（4）DIC 过程中，所形成的激肽和补体，具有扩张血管作用，从而使外周阻力降低。
（5）FDP 的形成，可使微血管通透性升高，血浆外漏，导致循环血量减少。

4. 简述 DIC 的发生原因。
答：根据资料分析，在我国以感染（细菌、病毒、立克次体等）最常见，占 31%～43%，恶性肿瘤（包括急性白血病）次之，占 24%～34%，两者占病因的 2/3。国外报告则以恶性肿瘤，尤其是有转移病变的占首位。广泛组织创伤、大手术及产科意外（如胎盘早剥、羊水栓塞）也是 DIC 发病的常见病因。

5. 简述 DIC 常用的实验室化验检查指标。
答：包括血小板计数、血浆凝血因子测定（凝血酶原时间测定、纤维蛋白原含量测定）、纤维蛋白溶解活力测定（凝血酶时间、血浆鱼精蛋白副凝试验（3P）试验、优球蛋白溶解时间）。上述六项检查中，前三项中有两项加上后三项中有一项阳性者，结合临床即可诊断为 DIC。

（马向东）